伤寒论思维导图

——中医生学习笔记

主　编　齐昌菊　苏　齐

副主编　葛　谈　齐佳龙　浦良发

　　　　李　烨　朱　俊

主　审　尚　云　李　萍　陈　华

U0306183

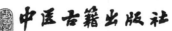

中医古籍出版社

Publishing House of Ancient Chinese Medical Books

图书在版编目（CIP）数据

伤寒论思维导图：中医生学习笔记/齐昌菊，苏齐主编 . —北京：中医古籍出版社，2019.11
（2024.10 重印）

ISBN 978-7-5152-1797-0

Ⅰ . ①伤… Ⅱ . ①齐… ②苏… Ⅲ . ①《伤寒论》 Ⅳ . ① R222.2

中国版本图书馆 CIP 数据核字（2018）第 198429 号

伤寒论思维导图
——中医生学习笔记

齐昌菊 苏齐 主编

责任编辑	郑 蓉	
封面设计	韩博玥	
出版发行	中医古籍出版社	
社 址	北京市东城区东直门内南小街 16 号（100700）	
电 话	010-64089446（总编室）010-64002949（发行部）	
网 址	www.zhongyiguji.com.cn	
印 刷	北京市泰锐印刷有限责任公司	
开 本	787mm×1092mm　1/24	
印 张	8.75	
字 数	140 千字	
版 次	2019 年 11 月第 1 版　2024 年 10 月第 8 次印刷	
书 号	ISBN 978-7-5152-1797-0	
定 价	38.00 元	

前　言

近年来，国家高度重视中医，并将中医发展上升为国家战略，可以说中医事业进入了一个新的发展时期。

《伤寒论》是我国最早最完备的中医临床著作，集理、法、方、药为一体，理论联系实际，长期指导着历代医家的临床实践，并产生了重要的影响。自古以来，历代名医不断对其条文进行整理和注解，有逐条注解，有打乱原书条文重新编写，或以法，或以方，各有特色。

为了体现中医思维，突出中医经典的学习，本书编写重点体现"读经典、做临床"精神，内容框架以思维导图形式列出，对描述古代症状词汇的解释和部分条文内容的归纳总结则在旁边加以标注，对方证条文加以显眼背景色，还专门罗列出《伤寒论》经方113首，并附相关条文，形式新颖，文字清晰，色彩鲜明，以方便中医爱好者、学生、医师学习、查阅和自注。

希望本书对《伤寒论》的学习者带来帮助。

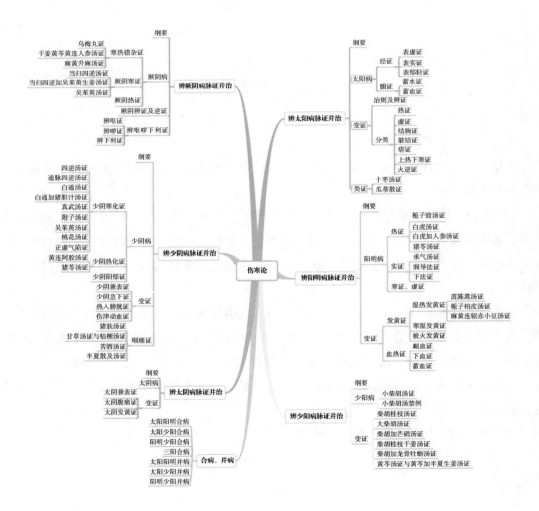

伤寒论

辨太阳病脉证并治
- 纲要
- 太阳病
  - 经证
    - 表虚证
    - 表实证
    - 表郁轻证
  - 腑证
    - 蓄水证
    - 蓄血证
  - 变证
    - 治则及辨证
    - 分类
      - 热证
      - 虚证
      - 结胸证
      - 脏结证
      - 痞证
      - 上热下寒证
      - 火逆证
  - 类证
    - 十枣汤证
    - 瓜蒂散证

辨阳明病脉证并治
- 纲要
- 阳明病
  - 热证
    - 栀子豉汤证
    - 白虎汤证
    - 白虎加人参汤证
    - 猪苓汤证
  - 实证
    - 承气汤证
    - 润导法证
    - 下法证
  - 寒证、虚证
- 变证
  - 发黄证
    - 湿热发黄证
      - 茵陈蒿汤证
      - 栀子柏皮汤证
      - 麻黄连轺赤小豆汤证
    - 寒湿发黄证
    - 被火发黄证
  - 血热证
    - 衄血证
    - 下血证
    - 蓄血证

辨少阳病脉证并治
- 纲要
- 少阳病
  - 小柴胡汤证
  - 小柴胡汤禁例
- 变证
  - 柴胡桂枝汤证
  - 大柴胡汤证
  - 柴胡加芒硝汤证
  - 柴胡桂枝干姜汤证
  - 柴胡加龙骨牡蛎汤证
  - 黄芩汤证与黄芩加半夏生姜汤证

辨厥阴病脉证并治
- 纲要
- 厥阴病
  - 寒热错杂证
    - 乌梅丸证
    - 干姜黄芩黄连人参汤证
    - 麻黄升麻汤证
  - 厥阴寒证
    - 当归四逆汤证
    - 当归四逆加吴茱萸生姜汤证
    - 吴茱萸汤证
  - 厥阴热证
  - 厥阴辨证及逆证
- 辨呕哕下利证
  - 辨呕证
  - 辨哕证
  - 辨下利证

辨少阴病脉证并治
- 纲要
- 少阴病
  - 少阴寒化证
    - 四逆汤证
    - 通脉四逆汤证
    - 白通汤证
    - 白通加猪胆汁汤证
    - 真武汤证
    - 附子汤证
    - 吴茱萸汤证
    - 桃花汤证
    - 正虚气陷证
    - 黄连阿胶汤证
    - 猪苓汤证
  - 少阴热化证
  - 少阴阳郁证
  - 变证
    - 少阴兼表证
    - 少阴急下证
    - 热入膀胱证
    - 伤津动血证
  - 咽痛证
    - 猪肤汤证
    - 甘草汤证与桔梗汤证
    - 苦酒汤证
    - 半夏散及汤证

辨太阴病脉证并治
- 纲要
- 太阴病
- 变证
  - 太阴兼表证
  - 太阴腹痛证
  - 太阴发黄证

合病、并病
- 太阳阳明合病
- 太阳少阳合病
- 阳明少阳合病
- 三阳合病
- 太阳阳明并病
- 太阳少阳并病
- 阳明少阳并病

目　录

辨太阳病脉证并治 / 1

纲要 / 2

太阳病 / 5

表虚证 / 5

桂枝汤证 / 6

桂枝汤禁例 / 8

桂枝汤兼证 / 8

表实证 / 10

麻黄汤证 / 10

麻黄汤禁例 / 12

麻黄汤兼证 / 13

表郁轻证 / 15

腑证 / 16

蓄水证 / 17

蓄血证 / 18

变证 / 19

治则及辨证 / 19

分类 / 22

热证 / 22

虚证 / 24

结胸证 / 28

脏结证 / 30

痞证 / 31

上热下寒证 / 34

火逆证 / 34

类证 / 36

辨阳明病脉证并治 / 37

纲要 / 38

阳明病 / 40

热证 / 40

实证 / 43

寒证、虚证 / 49

变证 / 51

辨少阳病脉证并治 / 54

纲要 / 54

少阳病 / 55

变证 / 57

辨太阴病脉证并治 / 61

纲要 / 61

太阴病 / 61

变证 / 62

辨少阴病脉证并治 / 64

纲要 / 64

少阴病 / 67

变证 / 70

咽痛证 / 72

辨厥阴病脉证并治 / 74

纲要 / 74

厥阴病 / 75

厥阴辨证及逆证 / 76

辨呕哕下利证 / 80

合病、并病 / 84

太阳阳明合病 / 84

太阳少阳合病 / 85

阳明少阳合病 / 85

三阳合病 / 85

太阳阳明并病 / 86

太阳少阳并病 / 88

阳明少阳并病 / 88

六经欲解时 / 89

《伤寒论》113 方证 / 90
桂枝汤 / 90
桂枝加附子汤 / 93
桂枝加桂汤 / 93
桂枝去芍药汤 / 94
桂枝去芍药加附子汤 / 94
桂枝加厚朴杏仁汤 / 95
小建中汤 / 95
桂枝加芍药生姜人参新加汤 / 96
桂枝甘草汤 / 96
茯苓桂枝甘草大枣汤 / 97
桂枝麻黄各半汤 / 97
桂枝二麻黄一汤 / 98
桂枝二越婢一汤 / 99
桂枝去桂加茯苓白术汤 / 99
桂枝去芍药加蜀漆牡蛎龙骨救逆汤 / 100
桂枝甘草龙骨牡蛎汤 / 100
桂枝加葛根汤 / 101
桂枝加芍药汤 / 101
桂枝加大黄汤 / 101
麻黄汤 / 102
麻黄杏仁甘草石膏汤 / 103
大青龙汤 / 104
小青龙汤 / 105
麻黄附子细辛汤 / 106
麻黄附子甘草汤 / 106
葛根汤 / 107
葛根黄芩黄连汤 / 107
葛根加半夏汤 / 108
小柴胡汤 / 108
大柴胡汤 / 111
柴胡桂枝汤 / 112
柴胡加龙骨牡蛎汤 / 113
柴胡桂枝干姜汤 / 113
柴胡加芒硝汤 / 114
栀子豉汤 / 115
栀子甘草豉汤 / 116
栀子生姜豉汤 / 116

栀子干姜汤 / 117

栀子厚朴汤 / 117

栀子檗皮汤 / 117

枳实栀子豉汤 / 118

大承气汤 / 118

小承气汤 / 122

调胃承气汤 / 123

桃核承气汤 / 125

抵当汤 / 125

抵当丸 / 126

十枣汤 / 127

大陷胸汤 / 127

大陷胸丸 / 129

小陷胸汤 / 129

白散 / 130

麻子仁丸 / 130

生姜泻心汤 / 131

甘草泻心汤 / 131

半夏泻心汤 / 132

大黄黄连泻心汤 / 132

附子泻心汤 / 133

黄连汤 / 133

黄芩汤 / 133

黄芩加半夏生姜汤 / 134

干姜黄连黄芩人参汤 / 134

旋覆代赭汤 / 135

厚朴生姜半夏甘草人参汤 / 135

白虎汤 / 135

白虎加人参汤 / 136

竹叶石膏汤 / 137

五苓散 / 138

猪苓汤 / 139

文蛤散 / 140

茯苓甘草汤 / 140

四逆汤 / 141

四逆加人参汤 / 143

通脉四逆汤 / 143

通脉四逆加猪胆汁汤 / 144

干姜附子汤 / 144

白通汤 / 145

白通加猪胆汁汤 / 145

茯苓四逆汤 / 146

当归四逆汤 / 146

当归四逆加吴茱萸生姜汤 / 147

四逆散 / 147

理中丸 / 148

真武汤 / 149

附子汤 / 150

甘草附子汤 / 150

桂枝附子汤 / 151

桂枝附子去桂加白术汤 / 151

茯苓桂枝白术甘草汤 / 152

芍药甘草附子汤 / 152

桂枝人参汤 / 152

赤石脂禹余粮汤 / 153

炙甘草汤 / 153

甘草干姜汤 / 154

芍药甘草汤 / 154

茵陈蒿汤 / 155

麻黄连轺赤小豆汤 / 156

麻黄升麻汤 / 156

瓜蒂散 / 157

吴茱萸汤 / 158

黄连阿胶汤 / 158

桃花汤 / 159

半夏散及汤 / 159

猪肤汤 / 160

甘草汤 / 160

桔梗汤 / 161

苦酒汤 / 161

乌梅丸 / 162

白头翁汤 / 162

牡蛎泽泻散 / 163

蜜煎导方 / 163

猪胆汁方 / 164

烧裈散 / 164

《伤寒论》条文 / 165

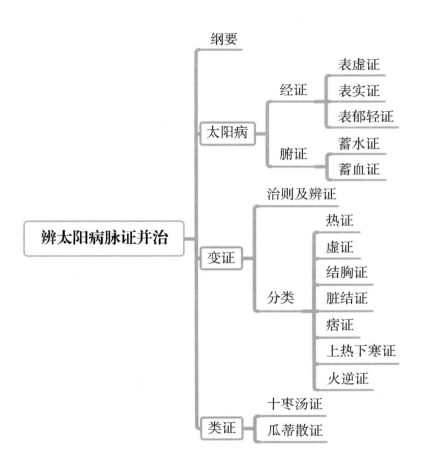

纲要

1 条：太阳之为病，脉浮，头项强痛而恶寒。

太阳病脉证提纲。

强（jiàng）：通"僵"，受寒后有拘紧感。

2 条：太阳病，发热，汗出，恶风，脉缓者，名为中风。

太阳中风脉证。

恶寒、恶风为受凉后的体感，恶风较恶寒程度轻。

3 条：太阳病，或已发热，或未发热，必恶寒，体痛，呕逆，脉阴阳俱紧者，名为伤寒。

太阳伤寒脉证。

阴阳俱紧指寸关尺三部均紧象。

6 条：太阳病，发热而渴，不恶寒者为温病。若发汗已，身灼热者，名风温。风温为病，脉阴阳俱浮，自汗出，身重，多眠睡，鼻息必鼾，语言难出。若被下者，小便不利，直视失溲；若被火者，微发黄色，剧则如惊痫，时瘛疭；若火熏之，一逆尚引日，再逆促命期。

太阳温病的主要脉证及误治变证。

失溲：二便失禁。

瘛（chì）：收缩。

疭（zòng）：松弛。

7 条：病有发热恶寒者，发于阳也；无热恶寒者，发于阴也。发于阳，七日愈；发于阴，六日愈。以阳数七，阴数六故也。

4 条：伤寒一日，太阳受之，脉若静者，为不传；颇欲吐，若躁烦，脉数急者，为传也。

5 条：伤寒二三日，阳明、少阳证不见者，为不传也。

8 条：太阳病，头痛至七日以上自愈者，以行其经尽故也。若欲作再经者，针足阳明，使经不传则愈。

10 条：风家，表解而不了了者，十二日愈。

风家：指经常感冒的人，此指太阳病患者。

58 条：凡病，若发汗，若吐，若下，若亡血、亡津液，阴阳自和者，必自愈。

59条：大下之后，复发汗，小便不利者，亡津液故也。勿治之，得小便利，必自愈。

93条：太阳病，先下而不愈，因复发汗，以此表里俱虚，其人因致冒，冒家汗出自愈。所以然者，汗出表和故也，里未和，然后复下之。

冒：头晕目眩。

94条：太阳病未解，脉阴阳俱停，必先振栗汗出而解。但阳脉微者，先汗出而解；但阴脉微者，下之而解。若欲下之，宜调胃承气汤。

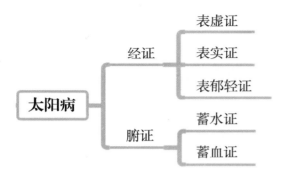

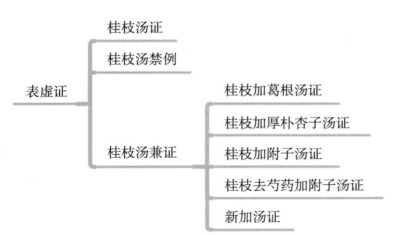

桂枝汤证

12 条：太阳中风，阳浮而阴弱，阳浮者，热自发，阴弱者，汗自出，啬啬恶寒，淅淅恶风，翕翕发热，鼻鸣干呕者，桂枝汤主之。

桂枝汤证候。

13 条：太阳病，头痛，发热，汗出，恶风，桂枝汤主之。

95 条：太阳病，发热汗出者，此为荣弱卫强，故使汗出，欲救邪风者，宜桂枝汤。

太阳病中风的病因病机。

15 条：太阳病，下之后，其气上冲者，可与桂枝汤，方用前法。若不上冲者，不得与之。

气上冲：一作症状解，一作病机解。

24 条：太阳病，初服桂枝汤，反烦不解者，先刺风池、风府，却与桂枝汤则愈。

42 条：太阳病，外证未解，脉浮弱者，当以汗解，宜桂枝汤。

44 条：太阳病，外证未解，不可下也，下之为逆。欲解外者，宜桂枝汤。

45 条：太阳病，先发汗不解，而复下之，脉浮者不愈。浮为在外，而反下之，故令不愈。今脉浮，故在外，当须解外则愈，宜桂枝汤。

57 条：伤寒发汗已解，半日许复烦，脉浮数者，可更发汗，宜桂枝汤。

15 条、24 条、42 条、45 条、57 条为桂枝汤在太阳病中的灵活应用。

53 条：病常自汗出者，此为荣气和，荣气和者，外不谐，以卫气不共荣气谐和故尔。以荣行脉中，卫行脉外。复发其汗，荣卫和则愈，宜桂枝汤。

54 条：病人藏无他病，时发热自汗出而不愈者，此卫气不和也，先其时发汗则愈，宜桂枝汤。

桂枝汤禁例

16 条（下）：桂枝本为解肌，若其人脉浮紧，发热汗不出者，不可与之也。常须识此，勿令误也。

识〈zhì〉：记住。

17 条：若酒客病，不可与桂枝汤，得之则呕，以酒客不喜甘故也。

酒客：平素嗜酒之人。

19 条：凡服桂枝汤吐者，其后必吐脓血也。

桂枝汤兼证

14 条：太阳病，项背强几几，反汗出恶风者，桂枝加葛根汤主之。

桂枝加葛根汤证
几几〈jǐjǐ〉：有读〈shūshū〉，形容拘紧不适的样子。

43 条：太阳病，下之微，喘者，表未解故也，桂枝加厚朴杏子汤主之。

桂枝加厚朴杏子汤证

18 条：喘家作，桂枝汤加厚朴、杏子佳。

喘家：素有喘证的人。

20 条：太阳病，发汗，遂漏不止，其人恶风，小便难，四肢微急，难以屈伸者，桂枝加附子汤主之。

桂枝加附子汤证

漏不止：不间断地小汗出。

急：拘紧，活动不利索。

21 条：太阳病，下之后，脉促胸满者，桂枝去芍药汤主之。

桂枝去芍药汤证

22 条：若微寒者，桂枝去芍药加附子汤主之。

桂枝去芍药加附子汤证

62 条：发汗后，身疼痛，脉沉迟者，桂枝加芍药生姜各一两人参三两新加汤主之。

新加汤证

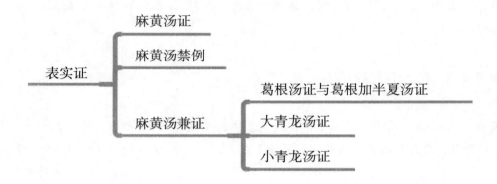

麻黄汤证

35 条：太阳病，头痛发热，身疼腰痛，骨节疼痛，恶风无汗而喘者，麻黄汤主之。

51 条：脉浮者，病在表，可发汗，宜麻黄汤。

52 条：脉浮而数者，可发汗，宜麻黄汤。

37 条：太阳病，十日已去，脉浮细而嗜卧者，外已解也。设胸满胁痛者，与小柴胡汤，脉但浮者，与麻黄汤。

嗜：喜爱。

满：同"闷"。

36 条：太阳与阳明合病，喘而胸满者，不可下，宜麻黄汤。

46 条：太阳病，脉浮紧，无汗，发热，身疼痛，八九日不解，表证仍在，此当发其汗。服药已微除，其人发烦，目瞑，剧者必衄，衄乃解。所以然者，阳气重故也。麻黄汤主之。

目瞑：闭目懒睁，畏光。

阳气重：阳气郁闭较重。

47 条：太阳病，脉浮紧，发热，身无汗，自衄者愈。

55 条：伤寒，脉浮紧，不发汗，因致衄者，麻黄汤主之。

46 条、47 条、55 条论伤寒衄血的病因与转归。

麻黄汤禁例

83 条：咽喉干燥者，不可发汗。

84 条：淋家，不可发汗，发汗必便血。

淋：小便淋漓不尽，尿频尿急尿痛之证。

便血：指尿血。

85 条：疮家，虽身疼痛，不可发汗，发汗则痉。

疮家：久患疮疡之人。

痉：作"痉"，筋脉拘急。

86 条：衄家，不可发汗，汗出必额上陷脉急紧，直视不能眴，不得眠。

眴（shùn）：目动也。

87 条：亡血家，不可发汗，发汗则寒栗而振。

亡血家：亡者失也，平素经常失血之人。

寒栗而振：即寒战。

88 条：汗家，重发汗，必恍惚心乱，小便已阴疼，与禹余粮丸。

禹余粮丸方缺。

89 条：病人有寒，复发汗，胃中冷，必吐蚘。

蚘："蛔"的古体字。

49 条：脉浮数者，法当汗出而愈。若下之，身重心悸者，不可发汗，当自汗出乃解。所以然者，尺中脉微，此里虚，须表里实，津液自和，便自汗出愈。

50 条：脉浮紧者，法当身疼痛，宜以汗解之。假令尺中迟者，不可发汗。何以知然？以荣气不足，血少故也。

麻黄汤兼证

31 条：太阳病，项背强几几，无汗恶风，葛根汤主之。

葛根汤证

32 条：太阳与阳明合病者，必自下利，葛根汤主之。

33 条：太阳与阳明合病，不下利但呕者，葛根加半夏汤主之。

葛根汤加半夏汤证

38 条：太阳中风，脉浮紧，发热恶寒，身疼痛，不汗出而烦躁者，大青龙汤主之。若脉微弱，汗出恶风者，不可服之。服之则厥逆，筋惕肉瞤，此为逆也。

大青龙汤证

筋惕（tì）肉瞤（shùn）：肌肉不自主跳动。

39 条：伤寒脉浮缓，身不疼但重，乍有轻时，无少阴证者，大青龙汤发之。

40 条：伤寒表不解，心下有水气，干呕，发热而咳，或渴，或利，或噎，或小便不利、少腹满，或喘者，小青龙汤主之。

小青龙汤证

噎：咽喉部气逆梗阻感。

41 条：伤寒，心下有水气，咳而微喘，发热不渴。服汤已渴者，此寒去欲解也，小青龙汤主之。

```
                  桂枝麻黄各半汤证
              ┌─────────────────
 表郁轻证 ─────┼── 桂枝二麻黄一汤证
              └─────────────────
                  桂枝二越婢一汤证
```

　　23 条：太阳病，得之八九日，如疟状，发热恶寒，热多寒少，其人不呕，圊便欲自可，一日二三度发。脉微缓者，为欲愈也；脉微而恶寒者，此阴阳俱虚，不可更发汗、更下、更吐也；面色反有热色者，未欲解也，以其不能得小汗出，身必痒，宜桂枝麻黄各半汤。

桂枝麻黄各半汤证

欲：同"尚"。

此句指大小便尚属正常。

　　25 条：服桂枝汤，大汗出，脉洪大者，与桂枝汤，如前法。若形似疟，一日再发者，汗出必解，宜桂枝二麻黄一汤。

桂枝二麻黄一汤证

　　27 条：太阳病，发热恶寒，热多寒少，脉微弱者，此无阳也，不可发汗，宜桂枝二越婢一汤。

桂枝二越婢一汤证

48条：二阳并病，太阳初得病时，发其汗，汗先出不彻，因转属阳明，续自微汗出，不恶寒。若太阳病证不罢者，不可下，下之为逆，如此可小发汗。设面色缘缘正赤者，阳气怫郁在表，当解之熏之。若发汗不彻，不足言，阳气怫郁不得越，当汗不汗，其人躁烦，不知痛处，乍在腹中，乍在四肢，按之不可得，其人短气，但坐，以汗出不彻故也，更发汗则愈。何以知汗出不彻？以脉涩故知也。

缘缘：持续不断之意。

正赤：满面持续发红。

怫郁：双声同义，郁滞、郁遏之意。

乍：有时、一会儿。

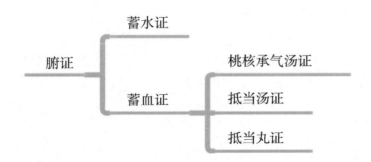

蓄水证

71 条：太阳病，发汗后，大汗出，胃中干，烦躁不得眠，欲得饮水者，少少与饮之，令胃气和则愈。若脉浮，小便不利，微热，消渴者，五苓散主之。

五苓散证

消渴：口渴饮水不解证。

72 条：发汗已，脉浮数，烦渴者，五苓散主之。

74 条：中风发热，六七日不解而烦，有表里证，渴欲饮水，水入则吐者，名曰水逆，五苓散主之。

73 条：伤寒，汗出而渴者，五苓散主之；不渴者，茯苓甘草汤主之。

茯苓甘草汤证

127 条：太阳病，小便利者，以饮水多，必心下悸；小便少者，必苦里急也。

心下悸，用茯苓甘草汤。苦里急，用五苓散。

蓄血证

106 条：太阳病不解，热结膀胱，其人如狂，血自下，下者愈。其外不解者，尚未可攻，当先解其外；外解已，但少腹急结者，乃可攻之，宜桃核承气汤。

桃核承气汤证

124 条：太阳病六七日，表证仍在，脉微而沉，反不结胸，其人发狂者，以热在下焦，少腹当硬满。小便自利者，下血乃愈。所以然者，以太阳随经，瘀热在里故也，抵当汤主之。

抵当汤证

125 条：太阳病，身黄，脉沉结，少腹硬，小便不利者，为无血也；小便自利，其人如狂者，血证谛也，抵当汤主之。

谛（dì）：确定无误。

126 条：伤寒有热，少腹满，应小便不利，今反利者，为有血也。当下之，不可余药，宜抵当丸。

抵当丸证

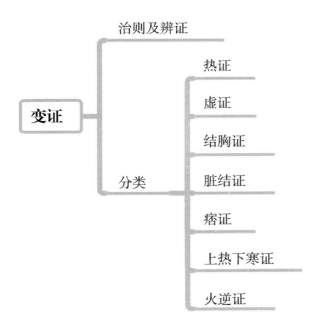

治则及辨证

16条（上）：太阳病三日，已发汗，若吐、若下、若温针，仍不解者，此为坏病，桂枝不中与之也。观其脉证，知犯何逆，随证治之。

变证的概念和治则。

11 条：病人身大热，反欲得衣者，热在皮肤，寒在骨髓也；身大寒，反不欲近衣者，寒在皮肤，热在骨髓也。

辨寒热真假。皮肤指代在外在表，骨髓指代在内在里。

120 条：太阳病，当恶寒发热，今自汗出，反不恶寒发热，关上脉细数者，以医吐之过也。一二日吐之者，腹中饥，口不能食；三四日吐之者，不喜糜粥，欲食冷食，朝食暮吐。以医吐之所致也，此为小逆。

122 条：病人脉数，数为热，当消谷引食，而反吐者，此以发汗，令阳气微，膈气虚，脉乃数也。数为客热，不能消谷，以胃中虚冷，故吐也。

消谷引食指易饥多食。

70 条：发汗后，恶寒者，虚故也；不恶寒，但热者，实也，当和胃气，与调胃承气汤。

发汗后恶寒，承68条，治以芍药甘草附子汤。

60 条：下之后，复发汗，必振寒，脉微细。所以然者，以内外俱虚故也。

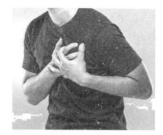

手叉自冒心

75 条：未持脉时，病人手叉自冒心，师因教试令咳，而不咳者，此必两耳聋无闻也。所以然者，以重发汗，虚故如此。发汗后，饮水多必喘，以水灌之亦喘。

90 条：本发汗，而复下之，此为逆也；若先发汗，治不为逆。本先下之，而反汗之，为逆；若先下之，治不为逆。

汗下先后治则。

56 条：伤寒，不大便六七日，头痛有热者，与承气汤。其小便清者，知不在里，仍在表也，当须发汗。若头痛者，必衄。宜桂枝汤。

辨表里的方法。

91 条：伤寒，医下之，续得下利，清谷不止，身疼痛者，急当救里；后身疼痛，清便自调者，急当救表。救里，宜四逆汤；救表，宜桂枝汤。

91 条、92 条论表里缓急治则。

92 条：病发热头痛，脉反沉，若不差，身体疼痛，当救其里，宜四逆汤。

分类

热证
- 栀子豉汤及类证
- 麻黄杏仁甘草石膏汤证
- 葛根芩连汤证

76 条：发汗后，水药不得入口为逆，若更发汗，必吐下不止。发汗吐下后，虚烦不得眠，若剧者，必反复颠倒，心中懊侬，栀子豉汤主之；若少气者，栀子甘草豉汤主之；若呕者，栀子生姜豉汤主之。

栀子豉汤及类证
心中懊（ào）侬（náo）：心中烦闷，莫可名状。

77 条：发汗，若下之，而烦热胸中窒者，栀子豉汤主之。

窒：塞，不顺畅。

78 条：伤寒五六日，大下之后，身热不去，心中结痛者，未欲解也，栀子豉汤主之。

79 条：伤寒下后，心烦腹满，卧起不安者，栀子厚朴汤主之。

栀子厚朴汤证

80 条：伤寒，医以丸药大下之，身热不去，微烦者，栀子干姜汤主之。

栀子干姜汤证

81 条：凡用栀子汤，病人旧微溏者，不可与服之。

旧微溏：指平素大便稀溏。

63 条：发汗后，不可更行桂枝汤，汗出而喘，无大热者，可与麻黄杏仁甘草石膏汤。

麻黄杏仁甘草石膏汤证

162 条：下后，不可更行桂枝汤；若汗出而喘，无大热者，可与麻黄杏子甘草石膏汤。

34 条：太阳病，桂枝证，医反下之，利遂不止，脉促者，表未解也。喘而汗出者，葛根黄芩黄连汤主之。

葛根黄芩黄连汤证

桂枝甘草汤证

桂枝甘草龙骨牡蛎汤证

桂枝去芍药加蜀漆牡蛎龙骨救逆汤证

茯苓桂枝甘草大枣汤证

茯苓桂枝白术甘草汤证

桂枝去桂加茯苓白术汤证

厚朴生姜甘草半夏人参汤证

虚证　　小建中汤证

桂枝人参汤证

干姜附子汤证

茯苓四逆汤证

真武汤证

甘草干姜汤证、芍药甘草汤证

芍药甘草附子汤证

炙甘草汤证

64 条：发汗过多，其人叉手自冒心，心下悸，欲得按者，桂枝甘草汤主之。

桂枝甘草汤证

118 条：火逆下之，因烧针烦躁者，桂枝甘草龙骨牡蛎汤主之。

桂枝甘草龙骨牡蛎汤证

112 条：伤寒脉浮，医以火迫劫之，亡阳必惊狂，卧起不安者，桂枝去芍药加蜀漆牡蛎龙骨救逆汤主之。

桂枝去芍药加蜀漆牡蛎龙骨救逆汤证

117 条：烧针令其汗，针处被寒，核起而赤者，必发奔豚。气从少腹上冲心者，灸其核上各一壮，与桂枝加桂汤，更加桂二两也。

桂枝加桂汤证

65 条：发汗后，其人脐下悸者，欲作奔豚，茯苓桂枝甘草大枣汤主之。

茯苓桂枝甘草大枣汤证

67 条：伤寒，若吐、若下后，心下逆满，气上冲胸，起则头眩，脉沉紧，发汗则动经，身为振振摇者，茯苓桂枝白术甘草汤主之。

茯苓桂枝白术甘草汤证

28 条：服桂枝汤，或下之，仍头项强痛，翕翕发热，无汗，心下满微痛，小便不利者，桂枝去桂加茯苓白术汤主之。

桂枝去桂加茯苓白术汤证

66 条：发汗后，腹胀满者，厚朴生姜半夏甘草人参汤主之。

厚朴生姜甘草半夏人参汤证

102 条：伤寒二三日，心中悸而烦者，小建中汤主之。

小建中汤证

163 条：太阳病，外证未除，而数下之，遂协热而利，利下不止，心下痞硬，表里不解者，桂枝人参汤主之。

桂枝人参汤证

61 条：下之后，复发汗，昼日烦躁不得眠，夜而安静，不呕，不渴，无表证，脉沉微，身无大热者，干姜附子汤主之。

干姜附子汤证

69 条：发汗，若下之，病仍不解，烦躁者，茯苓四逆汤主之。

茯苓四逆汤证

82 条：太阳病发汗，汗出不解，其人仍发热，心下悸，头眩，身𥆧动，振振欲擗地者，真武汤主之。

真武汤证

29 条：伤寒，脉浮，自汗出，小便数，心烦，微恶寒，脚挛急，反与桂枝欲攻其表，此误也。得之便厥，咽中干，烦躁吐逆者，作甘草干姜汤与之，以复其阳；若厥愈足温者，更作芍药甘草汤与之，其脚即伸；若胃气不和，谵语者，少与调胃承气汤；若重发汗，复加烧针者，四逆汤主之。

甘草干姜汤证

芍药甘草汤证

68 条：发汗病不解，反恶寒者，虚故也，芍药甘草附子汤主之。

芍药甘草附子汤证

177 条：伤寒，脉结代，心动悸，炙甘草汤主之。

炙甘草汤证

178条：脉按之来缓，时一止复来者，名曰结。又脉来动而中止，更来小数，中有还者反动，名曰结，阴也。脉来动而中止，不能自还，因而复动者，名曰代，阴也。得此脉者，必难治。

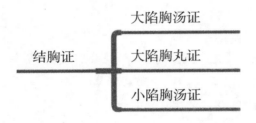

结胸证　　大陷胸汤证
　　　　　　大陷胸丸证
　　　　　　小陷胸汤证

128条：问曰：病有结胸，有脏结，其状何如？答曰：按之痛，寸脉浮，关脉沉，名曰结胸也。

131条（上）：病发于阳而反下之，热入因作结胸；病发于阴而反下之，因作痞也。所以成结胸者，以下之太早故也。

134 条：太阳病，脉浮而动数，浮则为风，数则为热，动则为痛，数则为虚。头痛发热，微盗汗出，而反恶寒者，表未解也。医反下之，动数变迟，膈内拒痛，胃中空虚，客气动膈，短气躁烦，心中懊憹，阳气内陷，心下因硬，则为结胸，大陷胸汤主之。若不结胸，但头汗出，余处无汗，剂颈而还，小便不利，身必发黄。

剂颈而还：指颈部以上汗出，以下无汗。

剂：古同"齐"。

135 条：伤寒六七日，结胸热实，脉沉而紧，心下痛，按之石硬者，大陷胸汤主之。

大陷胸汤证

136 条：伤寒十余日，热结在里，复往来寒热者，与大柴胡汤；但结胸，无大热者，此为水结在胸胁也，但头微汗出者，大陷胸汤主之。

大陷胸汤证与大柴胡汤证的鉴别。

137 条：太阳病，重发汗而复下之，不大便五六日，舌上燥而渴，日晡所小有潮热。从心下至少腹硬满而痛不可近者，大陷胸汤主之。

日晡所：下午 3-5 时。

131 条（下）：结胸者，项亦强，如柔痉状，下之则和，宜大陷胸丸。

大陷胸丸证

138 条：小结胸病，正在心下，按之则痛，脉浮滑者，小陷胸汤主之。

小陷胸汤证

141 条（下）：寒实结胸，无热证者，与三物小陷胸汤，白散亦可服。

三物小白散证

考《千金翼方》等文献，画线部分为衍文。

132 条：结胸证，其脉浮大者，不可下，下之则死。

结胸证预后。

133 条：结胸证悉具，烦躁者亦死。

脏结证

129 条：何谓脏结？答曰：如结胸状，饮食如故，时时下利，寸脉浮，关脉小细沉紧，名曰脏结。舌上白胎滑者，难治。

130 条：脏结无阳证，不往来寒热，其人反静，舌上胎滑者，不可攻也。

167 条：病胁下素有痞，连在脐旁，痛引少腹入阴筋者，此名脏结，死。

痞：包块。

阴筋：外生殖器。

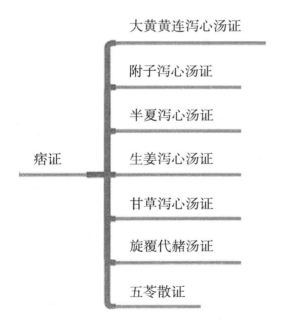

大黄黄连泻心汤证

附子泻心汤证

半夏泻心汤证

痞证 ── 生姜泻心汤证

甘草泻心汤证

旋覆代赭汤证

五苓散证

151 条：脉浮而紧，而复下之，紧反入里，则作痞，按之自濡，但气痞耳。

濡：同"软"。

154 条：心下痞，按之濡，其脉关上浮者，大黄黄连泻心汤主之。

大黄黄连泻心汤证

164 条：伤寒大下后，复发汗，心下痞，恶寒者，表未解也，不可攻痞，当先解表，表解乃可攻痞。解表，宜桂枝汤；攻痞，宜大黄黄连泻心汤。

155 条：心下痞，而复恶寒汗出者，附子泻心汤主之。

附子泻心汤证

149 条：伤寒五六日，呕而发热者，柴胡汤证具。而以他药下之，柴胡证仍在者，复与柴胡汤。此虽已下之，不为逆，必蒸蒸而振，却发热汗出而解。若心下满而硬痛者，此为结胸也，大陷胸汤主之。但满而不痛者，此为痞，柴胡不中与之，宜半夏泻心汤。

柴胡证误下后三种转归及治法。

蒸蒸而振：战汗的具体表现。

157 条：伤寒汗出，解之后，胃中不和，心下痞硬，干噫食臭，胁下有水气，腹中雷鸣，下利者，生姜泻心汤主之。

生姜泻心汤证

干噫食臭：嗳气带有伤食气味。噫：同"嗳"。

158 条：伤寒中风，医反下之，其人下利日数十行，谷不化，腹中雷鸣，心下痞硬而满，干呕，心烦不得安。医见心下痞，谓病不尽，复下之，其痞益甚，此非结热，但以胃中虚，客气上逆，故使硬也，甘草泻心汤主之。

甘草泻心汤证

161 条：伤寒发汗，若吐，若下，解后，心下痞硬，噫气不除者，旋覆代赭汤主之。

旋覆代赭汤证

156 条：本以下之，故心下痞，与泻心汤；痞不解，其人渴而口燥，烦，小便不利者，五苓散主之。

五苓散证

159 条：伤寒，服汤药，下利不止，心下痞硬。服泻心汤已，复以他药下之，利不止，医以理中与之，利益甚。理中者，理中焦，此利在下焦，赤石脂禹余粮汤主之。复不止者，当利其小便。

赤石脂禹余粮汤证

上热下寒证

173 条：伤寒，胸中有热，胃中有邪气，腹中痛，欲呕吐者，黄连汤主之。

黄连汤证

火逆证

110 条：太阳病二日，反躁，凡熨其背而大汗出，大热入胃，胃中水竭，躁烦，必发谵语。十余日，振栗，自下利者，此为欲解也。故其汗从腰以下不得汗，欲小便不得，反呕，欲失溲，足下恶风，大便硬，小便当数，而反不数及不多，大便已，头卓然而痛，其人足心必热，谷气下流故也。

熨：火热疗法一种。

111 条：太阳病中风，以火劫发汗，邪风被火热，血气流溢，失其常度。两阳相熏灼，其身发黄。阳盛则欲衄，阴虚小便难。阴阳俱虚竭，身体则枯燥，但头汗出，剂颈而还，腹满微喘，口干咽烂，或不大便。久则谵语，甚者至哕，手足躁扰，捻衣摸床。小便利者，其人可治。

捻衣摸床：两手不自主捻弄衣服或抚摸床边。

113 条：形作伤寒，其脉不弦紧而弱。弱者必渴，被火必谵语。弱者发热脉浮，解之当汗出愈。

114 条：太阳病，以火熏之，不得汗，其人必躁。到经不解，必清血，名为火邪。

清血：便血。

115 条：脉浮热甚，而反灸之，此为实。实以虚治，因火而动，必咽燥吐血。

116 条：微数之脉，慎不可灸，因火为邪，则为烦逆，追虚逐实，血散脉中，火气虽微，内攻有力，焦骨伤筋，血难复也。脉浮，宜以汗解，用火灸之，邪无从出，因火而盛，病从腰以下，必重而痹，名火逆也。欲自解者，必当先烦，烦乃有汗而解，何以知之？脉浮，故知汗出解。

119 条：太阳伤寒者，加温针，必惊也。

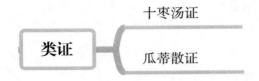

152 条：太阳中风，下利呕逆，表解者，乃可攻之。其人漐漐汗出，发作有时，头痛，心下痞硬满，引胁下痛，干呕短气，汗出不恶寒者，此表解里未和也，十枣汤主之。

166 条：病如桂枝证，头不痛，项不强，寸脉微浮，胸中痞硬，气上冲喉咽不得息者，此为胸有寒也，当吐之，宜瓜蒂散。

寒：作"邪"讲，指痰饮。

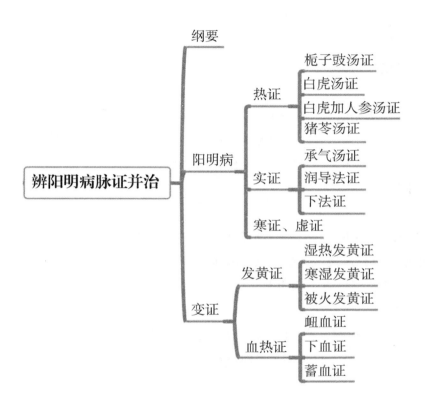

纲要

180 条：阳明之为病，胃家实是也。

179 条：问曰：病有太阳阳明，有正阳阳明，有少阳阳明，何谓也？答曰：太阳阳明者，脾约是也；正阳阳明者，胃家实是也；少阳阳明者，发汗利小便已，胃中燥，烦，实，大便难是也。

脾约：胃热约束，脾运受损，肠燥津伤而便秘。

181 条：问曰：何缘得阳明病？答曰：太阳病，若发汗，若下，若利小便，此亡津液，胃中干燥，因转属阳明，不更衣，内实，大便难者，此名阳明也。

不更衣：不大便。

185 条：本太阳，初得病时，发其汗，汗先出不彻，因转属阳明也。伤寒发热无汗，呕不能食，而反汗出濈濈然者，是转属阳明也。

濈濈然：形容绵绵汗出的样子。

188 条：伤寒转系阳明者，其人濈然微汗出也。

182 条：问曰：阳明病外证云何？答曰：身热，汗自出，不恶寒，反恶热也。

183 条：问曰：病有得之一日，不发热而恶寒者，何也？答曰：虽得之一日，恶寒将自罢，即自汗出而恶热也。

184 条：问曰：恶寒何故自罢？答曰：阳明居中，主土也，万物所归，无所复传，始虽恶寒，二日自止，此为阳明病也。

186 条：伤寒三日，阳明脉大。

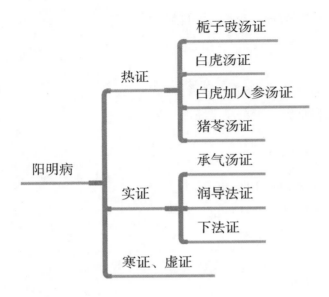

热证

221 条：阳明病，脉浮而紧，咽燥口苦，腹满而喘，发热汗出，不恶寒，反恶热，身重。若发汗则躁，心愦愦反谵语。若加温针，必怵惕烦躁不得眠。若下之，则胃中空虚，客气动膈，心中懊憹，舌上胎者。栀子豉汤主之。

栀子豉汤证

愦（kuì）愦：糊涂、混乱。

心愦愦：形容心中烦乱不安。

怵（chù）惕：恐惧不安之状。

228 条：阳明病，下之，其外有热，手足温，不结胸，心中懊憹，饥不能食，但头汗出者，栀子豉汤主之。

176 条：伤寒，脉浮滑，此以表有热，里有寒，白虎汤主之。

白虎汤证

"表有热，里有寒"存疑，有认为表里俱热，有认为寒热互换。

219 条：三阳合病，腹满身重，难于转侧，口不仁，面垢，谵语遗尿。发汗则谵语，下之则额上生汗，手足逆冷。若自汗出者，白虎汤主之。

口不仁：口中感觉失常。

面垢：面部如蒙油垢。

268 条：三阳合病，脉浮大，上关上，但欲眠睡，目合则汗。

上关上：指弦脉。

168 条：伤寒，若吐、若下后，七八日不解，热结在里，表里俱热，时时恶风，大渴，舌上干燥而烦，欲饮水数升者，白虎加人参汤主之。

白虎加人参汤证

169 条：伤寒，无大热，口燥渴，心烦，背微恶寒者，白虎加人参汤主之。

170 条：伤寒，脉浮，发热无汗，其表不解，不可与白虎汤。渴欲饮水，无表证者，白虎加人参汤主之。

222 条：若渴欲饮水，口干舌燥者，白虎加人参汤主之。

26 条：服桂枝汤，大汗出后，大烦渴不解，脉洪大者，白虎加人参汤主之。

223 条：若脉浮，发热，渴欲饮水，小便不利者，猪苓汤主之。

猪苓汤证

224 条：阳明病，汗出多而渴者，不可与猪苓汤。以汗多胃中燥，猪苓汤复利其小便故也。

实证

207 条：阳明病，不吐不下，心烦者，可与调胃承气汤。

调胃承气汤证

248 条：太阳病三日，发汗不解，蒸蒸发热者，属胃也，调胃承气汤主之。

蒸蒸发热：如蒸笼中热气蒸腾之状。

249 条：伤寒吐后，腹胀满者，与调胃承气汤。

213 条：阳明病，其人多汗，以津液外出，胃中燥，大便必硬，硬则谵语，小承气汤主之。若一服谵语止者，更莫复服。

小承气汤证

214 条：阳明病，谵语，发潮热，脉滑而疾者，小承气汤主之。因与承气汤一升，腹中转气者，更服一升。若不转气者，勿更与之；明日又不大便，脉反微涩者，里虚也，为难治，不可更与承气汤也。

转气：俗称放屁。

250 条：太阳病，若吐，若下，若发汗后，微烦，小便数，大便因硬者，与小承气汤和之愈。

238 条：阳明病，下之，心中懊憹而烦，胃中有燥屎者，可攻。腹微满，初头硬，后必溏，不可攻之。若有燥屎者，宜大承气汤。

大承气汤证
胃：此处指肠。

239 条：病人不大便五六日，绕脐痛，烦躁，发作有时者，此有燥屎，故使不大便也。

215 条：阳明病，谵语，有潮热，反不能食者，胃中必有燥屎五六枚也。若能食者，但硬耳，宜大承气汤下之。

241 条：大下后，六七日不大便，烦不解，腹满痛者，此有燥屎也。所以然者，本有宿食故也，宜大承气汤。

242 条：病人小便不利，大便乍难乍易，时有微热，喘冒不能卧者，有燥屎也，宜大承气汤。

255 条：腹满不减，减不足言，当下之，宜大承气汤。

212 条：伤寒，若吐、若下后，不解，不大便五六日，上至十余日，日晡所发潮热，不恶寒，独语如见鬼状。若剧者，发则不识人，循衣摸床，惕而不安，微喘直视，脉弦者生，涩者死，微者，但发热谵语者，大承气汤主之。若一服利，则止后服。

252 条：伤寒六七日，目中不了了，睛不和，无表里证，大便难，身微热者，此为实也。急下之，宜大承气汤。

目中不了了：视物模糊。
睛不和：眼珠转动不灵活。

253 条：阳明病，发热汗多者，急下之，宜大承气汤。

第 252、253、254 三条为阳明三急下证。

254 条：发汗不解，腹满痛者，急下之，宜大承气汤。

217 条：汗出谵语者，以有燥屎在胃中，此为风也。须下者，过经乃可下之。下之若早，语言必乱，以表虚里实故也。下之愈，宜大承气汤。

220 条：二阳并病，太阳证罢，但发潮热，手足漐漐汗出，大便难而谵语者，下之则愈，宜大承气汤。

256 条：阳明少阳合病，必下利，其脉不负者，为顺也。负者，失也，互相克贼，名为负也。脉滑而数者，有宿食也，当下之，宜大承气汤。

247 条：趺阳脉浮而涩，浮则胃气强，涩则小便数。浮涩相搏，大便则硬，其脾为约。麻子仁丸主之。

麻子仁丸证

趺阳脉：足背动脉，冲阳穴处。

245 条：脉阳微而汗出少者，为自和也；汗出多者，为太过。阳脉实，因发其汗，出多者，亦为太过。太过者，为阳绝于里，亡津液，大便因硬也。

246 条：脉浮而芤，浮为阳，芤为阴，浮芤相搏，胃气生热，其阳则绝。

233 条：阳明病，自汗出，若发汗，小便自利者，此为津液内竭，虽硬不可攻之，当须自欲大便，宜蜜煎导而通之。若土瓜根及大猪胆汁，皆可为导。

蜜煎导法

208 条：阳明病，脉迟，虽汗出，不恶寒者，其身必重，短气，腹满而喘，有潮热者，此外欲解，可攻里也。手足濈然汗出者，此大便已硬也，大承气汤主之。若汗多，微发热恶寒者，外未解也，其热不潮，未可与承气汤；若腹大满不通者，可与小承气汤，微和胃气，勿令至大泄下。

209 条：阳明病，潮热，大便微硬者，可与大承气汤；不硬者，不可与之。若不大便六七日，恐有燥屎，欲知之法，少与小承气汤，汤入腹中，转失气者，此有燥屎也，乃可攻之。若不转失气者，此但初头硬，后必溏，不可攻之，攻之必胀满不能食也。欲饮水者，与水则哕。其后发热者，必大便复硬而少也，以小承气汤和之。不转失气者，慎不可攻也。

251 条：得病二三日，脉弱，无太阳、柴胡证，烦躁，心下硬。至四五日，虽能食，以小承气汤少少与，微和之，令小安，至六日，与承气汤一升。若不大便六七日，小便少者，虽不能食，但初头硬，后必溏，未定成硬，攻之必溏。须小便利，屎定硬，乃可攻之，宜大承气汤。

203 条：阳明病，本自汗出，医更重发汗，病已差，尚微烦不了了者，此必大便硬故也。以亡津液，胃中干燥，故令大便硬。当问其小便日几行，若本小便日三四行，今日再行，故知大便不久出。今为小便数少，以津液当还入胃中，故知不久必大便也。

关：同"关"。

204 条：伤寒呕多，虽有阳明证，不可攻之。

禁下法

205 条：阳明病，心下硬满者，不可攻之，攻之利遂不止者死，利止者愈。

206 条：阳明病，面合色赤，不可攻之，必发热，色黄者，小便不利也。

面合色赤：满面通红。

189 条：阳明中风，口苦咽干，腹满微喘，发热恶寒，脉浮而紧，若下之，则腹满，小便难也。

194 条：阳明病，不能食，攻其热必哕，所以然者，胃中虚冷故也。以其人本虚，攻其热必哕。

寒证、虚证

190 条：阳明病，若能食，名中风；不能食，名中寒。

191 条：阳明病，若中寒者，不能食，小便不利，手足濈然汗出，此欲作固瘕，必大便初硬后溏。所以然者，以胃中冷，水谷不别故也。

固瘕：胃中虚汗，水谷不消而结积病证。

226 条：若胃中虚冷，不能食者，饮水则哕。

243 条：食谷欲呕，属阳明也，吴茱萸汤主之。得汤反剧者，属上焦也。

吴茱萸汤证

197 条：阳明病，反无汗，而小便利，二三日呕而咳，手足厥者，必苦头痛。若不咳，不呕，手足不厥者，头不痛。

196 条：阳明病，法多汗，反无汗，其身如虫行皮中状者，此以久虚故也。

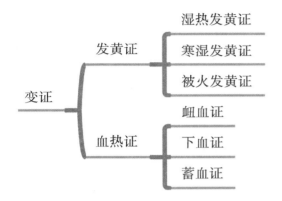

发黄证

茵陈蒿汤证

236 条：阳明病，发热汗出者，此为热越，不能发黄也。但头汗出，身无汗，剂颈而还，小便不利，渴引水浆者，此为瘀热在里，身必发黄，茵陈蒿汤主之。

260 条：伤寒七八日，身黄如橘子色，小便不利，腹微满者，茵陈蒿汤主之。

199 条：阳明病，无汗，小便不利，心中懊恼者，身必发黄。

261 条：伤寒，身黄，发热，栀子檗皮汤主之。

栀子檗皮汤证

262 条：伤寒，瘀热在里，身必黄，麻黄连轺赤小豆汤主之。

麻黄连轺赤小豆汤证

连轺（yáo）：即连翘根。

195 条：阳明病，脉迟，食难用饱，饱则微烦头眩，必小便难，此欲作谷瘅。虽下之，腹满如故，所以然者，脉迟故也。

寒湿发黄证

瘅：以饮食减少、食后头眩、心胸不舒为主症，为黄疸的一种。

200 条：阳明病，被火，额上微汗出，而小便不利者，必发黄。

被火发黄证

202 条：阳明病，口燥，但欲漱水不欲咽者，此必衄。

血热证

衄血证

227 条：脉浮，发热，口干鼻燥，能食者则衄。

216 条：阳明病，下血谵语者，此为热入血室，但头汗出者，刺期门，随其实而泻之，濈然汗出则愈。

下血证

237 条：阳明证，其人喜忘者，必有蓄血。所以然者，本有久瘀血，故令喜忘。屎虽硬，大便反易，其色必黑者，宜抵当汤下之。

蓄血证

抵当汤证

257 条：病人无表里证，发热七八日，虽脉浮数者，可下之。假令已下，脉数不解，合热则消谷喜饥，至六七日不大便者，有瘀血，宜抵当汤。

258 条：若脉数不解，而下不止，必协热便脓血也。

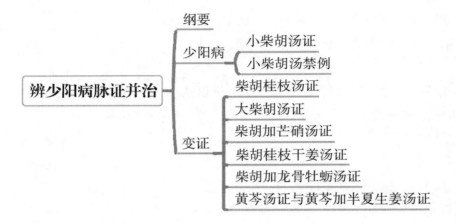

纲要

263 条：少阳之为病，口苦，咽干，目眩也。

264 条：少阳中风，两耳无所闻，目赤，胸中满而烦者，不可吐下，吐下则悸而惊。

两耳无所闻：指耳聋。

265 条：伤寒，脉弦细，头痛发热者，属少阳。少阳不可发汗，发汗则谵语，此属胃。胃和则愈，胃不和，烦而悸。

少阳病

96 条：伤寒五六日，中风，往来寒热，胸胁苦满，嘿嘿不欲饮食，心烦喜呕，或胸中烦而不呕，或渴，或腹中痛，或胁下痞硬，或心下悸、小便不利，或不渴、身有微热，或咳者，小柴胡汤主之。

97 条：血弱气尽，腠理开，邪气因入，与正气相搏，结于胁下。正邪分争，往来寒热，休作有时，嘿嘿不欲饮食，藏府相连，其痛必下，邪高痛下，故使呕也，小柴胡汤主之。服柴胡汤已，渴者属阳明，以法治之。

266 条：本太阳病不解，转入少阳者，胁下硬满，干呕不能食，往来寒热，尚未吐下，脉沉紧者，与小柴胡汤。

101 条：伤寒中风，有柴胡证，但见一证便是，不必悉具。凡柴胡汤病证而下之，若柴胡汤证不罢者，复与柴胡汤，必蒸蒸而振，却复发热汗出而解。

99 条：伤寒四五日，身热恶风，颈项强，胁下满，手足温而渴者，小柴胡汤主之。

100 条：伤寒，阳脉涩，阴脉弦，法当腹中急痛，先与小建中汤，不差者，小柴胡汤主之。

阳脉、阴脉：浮取为阳，沉取为阴。

229 条：阳明病，发潮热，大便溏，小便自可，胸胁满不去者，与小柴胡汤。

230 条：阳明病，胁下硬满，不大便而呕，舌上白胎者，可与小柴胡汤。上焦得通，津液得下，胃气因和，身濈然汗出而解。

98 条：得病六七日，脉迟浮弱，恶风寒，手足温，医二三下之，不能食，而胁下满痛，面目及身黄，颈项强，小便难者，与柴胡汤，后必下重。本渴，饮水而呕者，柴胡汤不中与也，食谷者哕。

小柴胡汤禁例。

148 条：伤寒五六日，头汗出，微恶寒，手足冷，心下满，口不欲食，大便硬，脉细者，此为阳微结，必有表，复有里也。脉沉，亦在里也，汗出为阳微，假令纯阴结，不得复有外证，悉入在里。此为半在里半在外也。脉虽沉紧，不得为少阴病，所以然者，阴不得有汗，今头汗出，故知非少阴也，可与小柴胡汤。设不了了者，得屎而解。

阳结：因热结于里而大便秘结。

阴结：脾肾阳虚，阴寒凝结，温运无力而大便秘结。

变证

267 条：若已吐、下、发汗、温针，谵语，柴胡汤证罢，此为坏病。知犯何逆，以法治之。

146 条：伤寒六七日，发热，微恶寒，支节烦疼，微呕，心下支结，外证未去者，柴胡桂枝汤主之。

柴胡桂枝汤证

支节：同"肢节"。

103 条：太阳病，过经十余日，反二三下之，后四五日，柴胡证仍在者，先与小柴胡；呕不止，心下急，郁郁微烦者，为未解也，与大柴胡汤，下之则愈。

大柴胡汤证

心下急：胃脘部拘紧疼痛感。

165 条：伤寒，发热，汗出不解，心中痞硬，呕吐而下利者，大柴胡汤主之。

柴胡加芒硝汤证

104 条：伤寒，十三日不解，胸胁满而呕，日晡所发潮热，已而微利，此本柴胡证，下之以不得利，今反利者，知医以丸药下之，此非其治也。潮热者，实也。先宜服小柴胡汤以解外，后以柴胡加芒硝汤主之。

柴胡桂枝干姜汤证

147 条：伤寒五六日，已发汗而复下之，胸胁满微结，小便不利，渴而不呕，但头汗出，往来寒热，心烦者，此为未解也，柴胡桂枝干姜汤主之。

107 条：伤寒八九日，下之，胸满烦惊，小便不利，谵语，一身尽重，不可转侧者，柴胡加龙骨牡蛎汤主之。

黄芩汤与黄芩加半夏生姜汤证

172 条：太阳与少阳合病，自下利者，与黄芩汤；若呕者，黄芩加半夏生姜汤主之。

142 条：太阳与少阳并病，头项强痛，或眩冒，时如结胸，心下痞硬者，当刺大椎第一间、肺俞、肝俞，慎不可发汗。发汗则谵语，脉弦，五日谵语不止，当刺期门。

外治法

171 条：太阳少阳并病，心下硬，颈项强而眩者，当刺大椎、肺俞、肝俞，慎勿下之。

150 条：太阳少阳并病，而反下之，成结胸，心下硬，下利不止，水浆不下，其人心烦。

269 条：伤寒六七日，无大热，其人躁烦者，此为阳去入阴故也。

270 条：伤寒三日，三阳为尽，三阴当受邪，其人反能食而不呕，此为三阴不受邪也。

271 条：伤寒三日，少阳脉小者，欲已也。

143 条：妇人中风，发热恶寒，经水适来，得之七八日，热除而脉迟身凉，胸胁下满，如结胸状，谵语者，此为热入血室也，当刺期门，随其实而取之。

热入血室证

144 条：妇人中风七八日，续得寒热，发作有时，经水适断者，此为热入血室，其血必结，故使如疟状，发作有时，小柴胡汤主之。

145 条：妇人伤寒，发热，经水适来，昼日明了，暮则谵语，如见鬼状者，此为热入血室。无犯胃气及上二焦，必自愈。

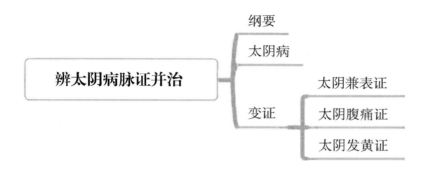

纲要

273 条：太阴之为病，腹满而吐，食不下，自利益甚，时腹自痛。若下之，必胸下结硬。

胸下：胃脘部。

太阴病

277 条：自利不渴者，属太阴，以其藏有寒故也。当温之，宜服四逆辈。

有寒：指脾脏虚寒。
辈：作"类"解。

变证

276 条：太阴病，脉浮者，可发汗，宜桂枝汤。

太阴兼表证

279 条：本太阳病，医反下之，因而腹满时痛者，属太阴也，桂枝加芍药汤主之；大实痛者，桂枝加大黄汤主之。

太阴腹痛证

280 条：太阴为病，脉弱，其人续自便利，设当行大黄、芍药者，宜减之。以其人胃气弱，易动故也。

259 条：伤寒发汗已，身目为黄，所以然者，以寒湿在里不解故也。以为不可下也，于寒湿中求之。

太阴发黄证

274 条：太阴中风，四肢烦疼，阳微阴涩而长者，为欲愈。

278 条：伤寒脉浮而缓，手足自温者，系在太阴。太阴当发身黄，若小便自利者，不能发黄。至七八日，虽暴烦下利日十余行，必自止，以脾家实，腐秽当去故也。

187 条：伤寒脉浮而缓，手足自温者，是为系在太阴。太阴者，身当发黄，若小便自利者，不能发黄。至七八日，大便硬者，为阳明病也。

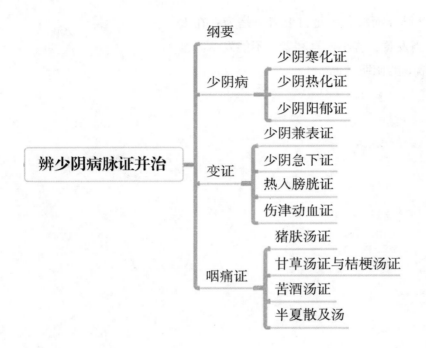

纲要

> 281 条：少阴之为病，脉微细，但欲寐也。

但欲寐：似睡非睡态。

282 条：少阴病，欲吐不吐，心烦，但欲寐。五六日自利而渴者，属少阴也，虚故引水自救。若小便色白者，少阴病形悉具。小便白者，以下焦虚有寒，不能制水，故令色白也。

283 条：病人脉阴阳俱紧，反汗出者，亡阳也，此属少阴，法当咽痛而复吐利。

285 条：少阴病，脉细沉数，病为在里，不可发汗。

286 条：少阴病，脉微，不可发汗，亡阳故也；阳已虚，尺脉弱涩者，复不可下之。

287 条：少阴病，脉紧，至七八日，自下利，脉暴微，手足反温，脉紧反去者，为欲解也，虽烦，下利，必自愈。

阳回自愈

290 条：少阴中风，脉阳微阴浮者，为欲愈。

288 条：少阴病，下利，若利自止，恶寒而蜷卧，手足温者，可治。

289 条：少阴病，恶寒而蜷，时自烦，欲去衣被者，可治。

292 条：少阴病，吐利，手足不逆冷，反发热者，不死。脉不至者，灸少阴七壮。

295 条：少阴病，恶寒身蜷而利，手足逆冷者，不治。

少阴重证

296 条：少阴病，吐、利、躁、烦，四逆者，死。

297 条：少阴病，下利止而头眩，时时自冒者，死。

298 条：少阴病，四逆，恶寒而身蜷，脉不至，不烦而躁者，死。

299 条：少阴病，六七日，息高者，死。

300 条：少阴病，脉微细沉，但欲卧，汗出不烦，自欲吐。至五六日，自利，复烦躁，不得卧寐者，死。

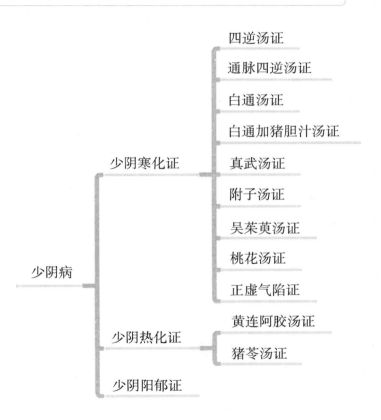

少阴寒化证

323 条：少阴病，脉沉者，急温之，宜四逆汤。

四逆汤证

324 条：少阴病，饮食入口则吐，心中温温欲吐，复不能吐，始得之，手足寒，脉弦迟者，此胸中实，不可下也，当吐之。若膈上有寒饮，干呕者，不可吐也，当温之，宜四逆汤。

温温：温，同"愠"，自觉胸中蕴结不舒。

317 条：少阴病，下利清谷，里寒外热，手足厥逆，脉微欲绝，身反不恶寒，其人面色赤，或腹痛，或干呕，或咽痛，或利止脉不出者，通脉四逆汤主之。

通脉四逆汤证

314 条：少阴病，下利，白通汤主之。

白通汤证

315 条：少阴病，下利，脉微者，与白通汤。利不止，厥，逆，无脉，干呕烦者，白通加猪胆汁汤主之。服汤，脉暴出者死，微续者生。

白通加猪胆汁汤证

316 条：少阴病，二三日不已，至四五日，腹痛，小便不利，四肢沉重疼痛，自下利者，此为有水气。其人或咳，或小便利，或下利，或呕者，真武汤主之。

真武汤证

304 条：少阴病，得之一二日，口中和，其背恶寒者，当灸之，附子汤主之。

附子汤证

305 条：少阴病，身体痛，手足寒，骨节痛，脉沉者，附子汤主之。

309 条：少阴病，吐利，手足逆冷，烦躁欲死者，吴茱萸汤主之。

吴茱萸汤证

306 条：少阴病，下利，便脓血者，桃花汤主之。

桃花汤证

307 条：少阴病，二三日至四五日，腹痛，小便不利，下利不止，便脓血者，桃花汤主之。

325 条：少阴病，下利，脉微涩，呕而汗出，必数更衣，反少者，当温其上，灸之。

少阴热化证

> 303 条：少阴病，得之二三日以上，心中烦，不得卧，黄连阿胶汤主之。

黄连阿胶汤证

> 319 条：少阴病，下利六七日，咳而呕渴，心烦不得眠者，猪苓汤主之。

猪苓汤证

少阴阳郁证

> 318 条：少阴病，四逆，其人或咳，或悸，或小便不利，或腹中痛，或泄利下重者，四逆散主之。

四逆散证

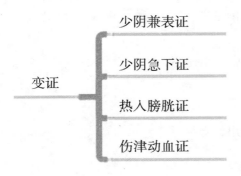

301 条：少阴病，始得之，反发热，脉沉者，麻黄细辛附子汤主之。

少阴兼表证

麻黄附子细辛汤证

302 条：少阴病，得之二三日，麻黄附子甘草汤微发汗。以二三日无里证，故微发汗也。

麻黄附子甘草汤证

320 条：少阴病，得之二三日，口燥咽干者，急下之，宜大承气汤。

少阴急下三证

321 条：少阴病，自利清水，色纯青，心下必痛，口干燥者，急下之，宜大承气汤。

322 条：少阴病，六七日，腹胀不大便者，急下之，宜大承气汤。

293 条：少阴病，八九日，一身手足尽热者，以热在膀胱，必便血也。

热入膀胱证

284 条：少阴病，咳而下利，谵语者，被火气劫故也，小便必难，以强责少阴汗也。

伤津动血证

294 条：少阴病，但厥无汗，而强发之，必动其血，未知从何道出，或从口鼻，或从目出者，是名下厥上竭，为难治。

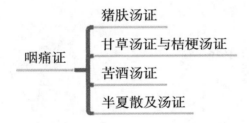

咽痛证
- 猪肤汤证
- 甘草汤证与桔梗汤证
- 苦酒汤证
- 半夏散及汤证

310 条：少阴病，下利，咽痛，胸满，心烦，猪肤汤主之。

猪肤汤证

311 条：少阴病二三日，咽痛者，可与甘草汤；不差者，与桔梗汤。

甘草汤与桔梗汤证

312 条：少阴病，咽中伤，生疮，不能语言，声不出者，苦酒汤主之。

苦酒汤证

313 条：少阴病，咽中痛，半夏散及汤主之。

半夏散及汤证

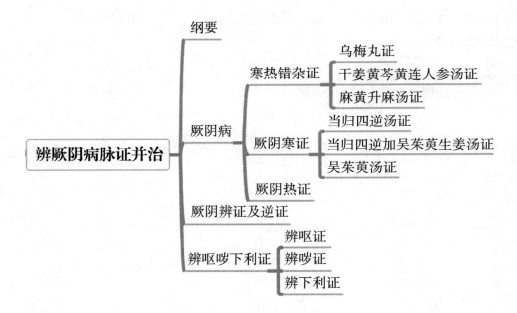

纲要

> 326 条：厥阴之为病，消渴，气上撞心，心中疼热，饥而不欲食，食则吐蛔。下之，利不止。

厥阴病

338 条：伤寒，脉微而厥，至七八日肤冷，其人躁无暂安时者，此为藏厥，非蚘厥也。蚘厥者，其人当吐蚘。今病者静而复时烦者，此为藏寒。蚘上入其膈，故烦，须臾复止，得食而呕，又烦者，蚘闻食臭出，其人常自吐蚘。蚘厥者，乌梅丸主之，又主久利。

乌梅丸证

359 条：伤寒，本自寒下，医复吐下之，寒格，更逆吐下，若食入口即吐，干姜黄芩黄连人参汤主之。

干姜黄芩黄连人参汤证

357 条：伤寒六七日，大下后，寸脉沉而迟，手足厥逆，下部脉不至，喉咽不利，唾脓血，泄利不止者，为难治，麻黄升麻汤主之。

麻黄升麻汤证

351 条：手足厥寒，脉细欲绝者，当归四逆汤主之。

当归四逆汤证

352 条：若其人内有久寒者，宜当归四逆加吴茱萸生姜汤。

当归四逆加吴茱萸生姜汤证

378 条：干呕，吐涎沫，头痛者，吴茱萸汤主之。　　吴茱萸汤证

371 条：热利，下重者，白头翁汤主之。　　白头翁汤证

373 条：下利，欲饮水者，以有热故也，白头翁汤主之。

厥阴辨证及逆证

331 条：伤寒先厥，后发热而利者，必自止，见厥复利。

334 条：伤寒，先厥后发热，下利必自止，而反汗出，咽中痛者，其喉为痹。发热无汗，而利必自止，若不止，必便脓血，便脓血者，其喉不痹。

336 条：伤寒病，厥五日，热亦五日。设六日当复厥，不厥者自愈。厥终不过五日，以热五日，故知自愈。

341 条：伤寒，发热四日，厥反三日，复热四日，厥少热多者，其病当愈。四日至七日，热不除者，必便脓血。

342 条：伤寒，厥四日，热反三日，复厥五日，其病为进。寒多热少，阳气退，故为进也。

332 条：伤寒，始发热六日，厥反九日而利。凡厥利者，当不能食，今反能食者，恐为除中。食以索饼，不发热者，知胃气尚在，必愈，恐暴热来出而复去也。后三日脉之，其热续在者，期之旦日夜半愈。所以然者，本发热六日，厥反九日，复发热三日，并前六日，亦为九日，与厥相应，故期之旦日夜半愈。后三日脉之而脉数，其热不罢者，此为热气有余，必发痈脓也。

333 条：伤寒，脉迟六七日，而反与黄芩汤彻其热，脉迟为寒，今与黄芩汤，复除其热，腹中应冷，当不能食，今反能食，此名除中，必死。

337 条：凡厥者，阴阳气不相顺接，便为厥。厥者，手足逆冷者是也。

厥证病机

335 条：伤寒，一二日至四五日，厥者必发热，前热者后必厥，厥深者热亦深，厥微者热亦微。厥应下之，而反发汗者，必口伤烂赤。

热厥

339 条：伤寒，热少微厥，指头寒，嘿嘿不欲食，烦躁。数日，小便利，色白者，此热除也；欲得食，其病为愈。若厥而呕，胸胁烦满者，其后必便血。

热厥轻证

350 条：伤寒，脉滑而厥者，里有热，白虎汤主之。

热厥重证

353 条：大汗出，热不去，内拘急，四肢疼，又下利厥逆而恶寒者，四逆汤主之。

寒厥

354 条：大汗，若大下利而厥冷者，四逆汤主之。

340 条：病者手足厥冷，言我不结胸，小腹满，按之痛者，此冷结在膀胱关元也。

355 条：病人手足厥冷，脉乍紧者，邪结在胸中，心下满而烦，饥不能食者，病在胸中，当须吐之，宜瓜蒂散。

寒厥

356 条：伤寒，厥而心下悸，宜先治水，当服茯苓甘草汤，却治其厥。不尔，水渍入胃，必作利也。

水厥

330 条：诸四逆厥者，不可下之，虚家亦然。

347 条：伤寒五六日，不结胸，腹濡，脉虚，复厥者，不可下，此亡血，下之死。

349 条：伤寒，脉促，手足厥逆，可灸之。

辨呕哕下利证

377 条：呕而脉弱，小便复利，身有微热，见厥者难治，四逆汤主之。

379 条：呕而发热者，小柴胡汤主之。

376 条：呕家，有痈脓者，不可治呕，脓尽自愈。

380 条：伤寒，大吐大下之，极虚，复极汗者，其人外气怫郁，复与之水，以发其汗，因得哕。所以然者，胃中寒冷故也。

381 条：伤寒，哕而腹满，视其前后，知何部不利，利之则愈。

358 条：伤寒四五日，腹中痛，若转气下趣少腹者，此欲自利也。

趣：同"趋"。

365 条：下利，脉沉弦者，下重也；脉大者，为未止；脉微弱数者，为欲自止，虽发热，不死。

374 条：下利，谵语者，有燥屎也，宜小承气汤。

375 条：下利后，更烦，按之心下濡者，为虚烦也，宜栀子豉汤。

370 条：下利清谷，里寒外热，汗出而厥者，通脉四逆汤主之。

364 条：下利清谷，不可攻表，汗出必胀满。

372 条：下利腹胀满，身体疼痛者，先温其里，乃攻其表。温里，宜四逆汤；攻表，宜桂枝汤。

360 条：下利，有微热而渴，脉弱者，今自愈。

361 条：下利，脉数，有微热汗出，今自愈，设复紧，为未解。

363 条：下利，寸脉反浮数，尺中自涩者，必清脓血。

366 条：下利，脉沉而迟，其人面少赤，身有微热，下利清谷者，必郁冒汗出而解，病人必微厥。所以然者，其面戴阳，下虚故也。

367 条：下利，脉数而渴者，今自愈。设不差，必清脓血，以有热故也。

368 条：下利后，脉绝，手足厥冷，晬时脉还，手足温者生，脉不还者死。

369 条：伤寒下利，日十余行，脉反实者，死。

327 条：厥阴中风，脉微浮为欲愈，不浮为未愈。

329 条：厥阴病，渴欲饮水者，少少与之愈。

343 条：伤寒六七日，脉微，手足厥冷，烦躁，灸厥阴，厥不还者，死。

344 条：伤寒发热，下利厥逆，躁不得卧者，死。

345 条：伤寒发热，下利至甚，厥不止者，死。

346 条：伤寒六七日，不利，便发热而利，其人汗出不止者，死，有阴无阳故也。

348 条：发热而厥，七日下利者，为难治。

362 条：下利，手足厥冷，无脉者，灸之。不温，若脉不还，反微喘者，死。少阴负趺阳者，为顺也。

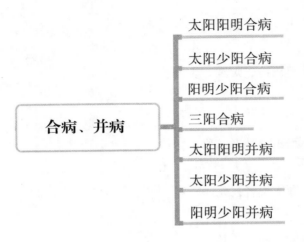

临床上，同时出现两个或两个以上的方证，称为"合病"；先后出现两个或两个以上的方证，称为"并病"。

太阳阳明合病

32 条：太阳与阳明合病者，必自下利，葛根汤主之。

33 条：太阳与阳明合病，不下利，但呕者，葛根加半夏汤主之。

36 条：太阳与阳明合病，喘而胸满者，不可下，宜麻黄汤。

太阳少阳合病

172 条：太阳与少阳合病，自下利者，与黄芩汤；若呕者，黄芩加半夏生姜汤主之。

阳明少阳合病

256 条：阳明少阳合病，必下利，其脉不负者，为顺也。负者，失也，互相克贼，名为负也。脉滑而数者，有宿食也，当下之，宜大承气汤。

三阳合病

268 条：三阳合病，脉浮大，上关上，但欲眠睡，目合则汗。

219 条：三阳合病，腹满身重，难于转侧，口不仁面垢，谵语遗尿。发汗则谵语，下之则额上生汗，手足逆冷。若自汗出者，白虎汤主之。

231 条：阳明中风，脉弦浮大而短气，腹都满，胁下及心痛，久按之气不通，鼻干，不得汗，嗜卧，一身及目悉黄，小便难，有潮热，时时哕，耳前后肿。刺之小差，外不解。病过十日，脉续浮者，与小柴胡汤。

232 条：脉但浮，无余证者，与麻黄汤；若不尿，腹满加哕者，不治。

太阳阳明并病

48 条：二阳并病，太阳初得病时，发其汗，汗先出不彻，因转属阳明，续自微汗出，不恶寒。若太阳病证不罢者，不可下，下之为逆，如此可小发汗。设面色缘缘正赤者，阳气怫郁在表，当解之熏之。若发汗不彻，不足言，阳气怫郁不得越，当汗不汗，其人躁烦，不知痛处，乍在腹中，乍在四肢，按之不可得，其人短气但坐，以汗出不彻故也，更发汗则愈。何以知汗出不彻？以脉涩故知也。

220 条：二阳并病，太阳证罢，但发潮热，手足漐漐汗出，大便难而谵语者，下之则愈，宜大承气汤。

234 条：阳明病，脉迟，汗出多，微恶寒者，表未解也，可发汗，宜桂枝汤。

235 条：阳明病，脉浮，无汗而喘者，发汗则愈，宜麻黄汤。

240 条：病人烦热，汗出则解，又如疟状，日晡所发热者，属阳明也。脉实者，宜下之；脉浮虚者，宜发汗。下之，与大承气汤；发汗，宜桂枝汤。

244 条：太阳病，寸缓关浮尺弱，其人发热汗出，复恶寒，不呕，但心下痞者，此以医下之也。如其不下者，病人不恶寒而渴者，此转属阳明也。小便数者，大便必硬，不更衣十日，无所苦也。渴欲饮水，少少与之，但以法救之；渴者，宜五苓散。

太阳少阳并病

142 条：太阳与少阳并病，头项强痛，或眩冒，时如结胸，心下痞硬者，当刺大椎第一间、肺俞、肝俞，慎不可发汗；发汗则谵语，脉弦，五日谵语不止，当刺期门。

171 条：太阳少阳并病，心下硬，颈项强而眩者，当刺大椎、肺俞、肝俞，慎勿下之。

150 条：太阳少阳并病，而反下之，成结胸，心下硬，下利不止，水浆不下，其人心烦。

阳明少阳并病

229 条：阳明病，发潮热，大便溏，小便自可，胸胁满不去者，与小柴胡汤。

230 条：阳明病，胁下硬满，不大便而呕，舌上白胎者，可与小柴胡汤。上焦得通，津液得下，胃气因和，身濈然汗出而解。

六经欲解时

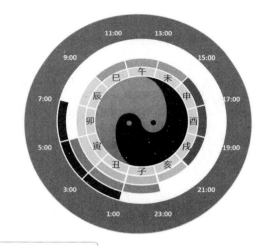

9 条：太阳病，欲解时，从巳至未上。

巳至未：9 时至 15 时之间。

193 条：阳明病，欲解时，从申至戌上。

申至戌：15 至 21 时之间。

272 条：少阳病，欲解时，从寅至辰上。

寅至辰：3 时至 9 时之间。

275 条：太阴病，欲解时，从亥至丑上。

亥至丑：21 时至 3 时之间。

291 条：少阴病，欲解时，从子至寅上。

子至寅：23 时至 5 时之间。

328 条：厥阴病，欲解时，从丑至卯上。

丑至卯：1 时至 7 时之间。

《伤寒论》113 方证

◉ 桂枝汤

桂枝三两（去皮） 芍药三两 甘草二两（炙） 生姜三两（切） 大枣十二枚（擘）

上五味，㕮咀三味，以水七升，微火煮取三升，去滓，适寒温，服一升。服已须臾，啜热稀粥一升余，以助药力。温覆令一时许，遍身漐漐微似有汗者益佳，不可令如水流漓，病必不除。若一服汗出病差，停后服，不必尽剂。若不汗，更服依前法。又不汗，后服小促其间。半日许，令三服尽。若汗不出，乃服二三剂。禁生冷、黏滑、肉面、五辛、酒酪、臭恶等物。

12 条：太阳中风，阳浮而阴弱。阳浮者，热自发；阴弱者，汗自出。啬啬恶寒，淅淅恶风，翕翕发热，鼻鸣干呕者，桂枝汤主之。

13 条：太阳病，头痛，发热，汗出，恶风，桂枝汤主之。

15 条：太阳病，下之后，其气上冲者，可与桂枝汤，方用前法。若不上冲者，不得与之。

24 条：太阳病，初服桂枝汤，反烦不解者，先刺风池、风府，却与桂枝汤则愈。

42 条：太阳病，外证未解，脉浮弱者，当以汗解，宜桂枝汤。

44 条：太阳病，外证未解，不可下也，下之为逆。欲解外者，宜桂枝汤。

45 条：太阳病，先发汗不解，而复下之，脉浮者不愈。浮为在外，而反下之，故令不愈。今脉浮，故在外，当须解外则愈，宜桂枝汤。

53 条：病常自汗出者，此为荣气和，荣气和者，外不谐，以卫气不共荣气谐和故尔。以荣行脉中，卫行脉外。复发其汗，荣卫和则愈，宜桂枝汤。

54 条：病人藏无他病，时发热，自汗出而不愈者，此卫气不和也，先其时发汗则愈，宜桂枝汤。

56 条：伤寒，不大便六七日，头痛有热者，与承气汤。其小便清者，知不在里，仍在表也，当须发汗。若头痛者，必衄，宜桂枝汤。

57 条：伤寒，发汗已解，半日许复烦，脉浮数者，可更发汗，宜桂枝汤。

91 条：伤寒，医下之，续得下利，清谷不止，身疼痛者，急当救里；后身疼痛，清便自调者，急当救表。救里，宜四逆汤；救表，宜桂枝汤。

95 条：太阳病，发热汗出者，此为荣弱卫强，故使汗出，欲救邪风者，宜桂枝汤。

164 条：伤寒大下后，复发汗，心下痞，恶寒者，表未解也，不可攻痞，当先解表，表解乃可攻痞。解表，宜桂枝汤；攻痞，宜大黄黄连泻心汤。

234 条：阳明病，脉迟，汗出多，微恶寒者，表未解也，可发汗，宜桂枝汤。

240 条：病人烦热，汗出则解，又如疟状，日晡所发热者，属阳明也。脉实者，宜下之；脉浮虚者，宜发汗。下之，与大承气汤；发汗，宜桂枝汤。

276 条：太阴病，脉浮者，可发汗，宜桂枝汤。

372 条：下利，腹胀满，身体疼痛者，先温其里，乃攻其表。温里，宜四逆汤；攻表，宜桂枝汤。

387 条：吐利止，而身痛不休者，当消息和解其外，宜桂枝汤小和之。

◉ 桂枝加附子汤

桂枝三两（去皮） 芍药三两　甘草三两（炙） 生姜三两（切） 大枣十二枚（擘） 附子一枚（炮，去皮，破八片）

上六味，以水七升，煮取三升，去滓，温服一升。

20 条：太阳病，发汗，遂漏不止，其人恶风，小便难，四肢微急，难以屈伸者，桂枝加附子汤主之。

◉ 桂枝加桂汤

桂枝五两（去皮） 甘草二两（炙） 生姜三两（切） 芍药三两　大枣十二枚（擘）

上五味，以水七升，煮取三升，去滓，温服一升。

117 条：烧针令其汗，针处被寒，核起而赤者，必发奔豚。气从少腹上冲心者，灸其核上各一壮，与桂枝加桂汤，更加桂二两也。

◉ 桂枝去芍药汤

桂枝三两（去皮） 甘草二两（炙） 生姜三两（切） 大枣十二枚（擘）

上四味，以水七升，煮取三升，去滓，温服一升。

21 条：太阳病，下之后，脉促，胸满者，桂枝去芍药汤主之。

◉ 桂枝去芍药加附子汤

桂枝三两（去皮） 甘草二两（炙） 生姜三两（切） 大枣十二枚（擘） 附子一枚（炮，去皮，破八片）

上五味，以水七升，煮取三升，去滓，温服一升。

22 条：若微寒者，桂枝去芍药加附子汤主之。

◉ 桂枝加厚朴杏仁汤

桂枝三两（去皮） 甘草二两（炙） 生姜三两（切） 芍药三两 大枣十二枚（擘） 厚朴二两（炙，去皮） 杏仁五十枚（去皮尖）

上七味，以水七升，微火煮取三升，去滓，温服一升，覆取微似汗。

18 条：喘家作，桂枝汤加厚朴、杏子佳。

43 条：太阳病，下之微喘者，表未解故也，桂枝加厚朴杏子汤主之。

◉ 小建中汤

桂枝三两（去皮） 甘草二两（炙） 大枣十二枚（擘） 芍药六两 生姜三两（切） 胶饴一升

上六味，以水七升，煮取三升，去滓，内饴，更上微火消解，温服一升，日三服。

102 条：伤寒二三日，心中悸而烦者，小建中汤主之。

◉ 桂枝加芍药生姜人参新加汤

桂枝三两（去皮）　芍药四两　甘草二两（炙）　人参三两　大枣十二枚（擘）　生姜四两

上六味，以水一斗二升，煮取三升，去滓，温服一升。本云：桂枝汤，今加芍药、生姜、人参。

62 条：发汗后，身疼痛，脉沉迟者，桂枝加芍药生姜各一两人参三两新加汤主之。

◉ 桂枝甘草汤

桂枝四两（去皮）　甘草二两（炙）

上二味，以水三升，煮取一升，去滓，顿服。

64 条：发汗过多，其人叉手自冒心，心下悸，欲得按者，桂枝甘草汤主之。

◉ 茯苓桂枝甘草大枣汤

桂枝四两（去皮）　茯苓半斤　甘草二两（炙）　大枣十五枚（擘）

上四味，以甘澜水一斗，先煮茯苓，减二升，内诸药，煮取三升，去滓，温服一升，日三服。作甘澜水法：取水二斗，置大盆内，以杓扬之，水上有珠子五六千颗相逐，取用之。

65 条：发汗后，其人脐下悸者，欲作奔豚，茯苓桂枝甘草大枣汤主之。

◉ 桂枝麻黄各半汤

桂枝一两十六铢（去皮）　芍药　生姜（切）　甘草（炙）　麻黄（去节）各一两　大枣四枚（擘）　杏仁二十四枚（汤浸，去皮尖及两仁者）

上七味，以水五升，先煮麻黄一二沸，去上沫，内诸药，煮取一升八合，去滓，温服六合。本云：桂枝汤三合，麻黄汤三合，并为六合，顿服。将息如上法。

23 条：太阳病，得之八九日，如疟状，发热恶寒，热多寒少，其人不呕，圊便欲自可，一日二三度发。脉微缓者，为欲愈也；脉微而恶寒者，此阴阳俱虚，不可更发汗、更下、更吐也。面色反有热色者，未欲解也，以其不能得小汗出，身必痒，宜桂枝麻黄各半汤。

◉ 桂枝二麻黄一汤

桂枝一两十七铢（去皮） 芍药一两六铢 麻黄十六铢（去节） 生姜一两六铢（切） 杏仁十六个（去皮尖） 甘草一两二铢（炙） 大枣五枚（擘）

上七味，以水五升，先煮麻黄一二沸，去上沫，内诸药，煮取二升，去滓，温服一升，日再服。本云：桂枝汤二分，麻黄汤一分，合为二升，分再服。今合为一方，将息如前法。

25 条：服桂枝汤，大汗出，脉洪大者，与桂枝汤，如前法。若形似疟，一日再发者，汗出必解，宜桂枝二麻黄一汤。

◉ 桂枝二越婢一汤

桂枝（去皮）　芍药　麻黄　甘草（炙）　各十八铢　大枣四枚（擘）　生姜一两二铢（切）　石膏二十四铢（碎，绵裹）

上七味，以水五升，煮麻黄一二沸，去上沫，内诸药，煮取二升，去滓，温服一升。本云：当裁为越婢汤、桂枝汤合之，饮一升。今合为一方，桂枝汤二分，越婢汤一分。

27 条：太阳病，发热恶寒，热多寒少，脉微弱者，此无阳也，不可发汗。宜桂枝二越婢一汤。

◉ 桂枝去桂加茯苓白术汤

芍药三两　甘草二两（炙）　生姜（切）　白术　茯苓各三两　大枣十二枚（擘）

上六味，以水八升，煮取三升，去滓，温服一升，小便利则愈。本云：桂枝汤，今去桂枝加茯苓、白术。

28 条：服桂枝汤，或下之，仍头项强痛，翕翕发热，无汗，心下满微痛，小便不利者，桂枝去桂加茯苓白术汤主之。

◉ 桂枝去芍药加蜀漆牡蛎龙骨救逆汤

桂枝三两（去皮）　甘草二两（炙）　生姜三两（切）　大枣十二枚（擘）　牡蛎五两（熬）　蜀漆三两（洗去腥）　龙骨四两

上七味，以水一斗二升，先煮蜀漆减二升，内诸药，煮取三升，去滓，温服一升。

112 条：伤寒脉浮，医以火迫劫之，亡阳，必惊狂，卧起不安者，桂枝去芍药加蜀漆牡蛎龙骨救逆汤主之。

◉ 桂枝甘草龙骨牡蛎汤

桂枝一两（去皮）　甘草二两（炙）　牡蛎二两（熬）　龙骨二两

上四味，以水五升，煮取二升半，去滓，温服八合，日三服。

118 条：火逆下之，因烧针烦躁者，桂枝甘草龙骨牡蛎汤主之。

◉ 桂枝加葛根汤

葛根四两　麻黄三两（去节）　芍药二两　生姜三两（切）　甘草二两（炙）　大枣十二枚（擘）　桂枝二两（去皮）

上七味，以水一斗，先煮麻黄、葛根，减二升，去上沫；内诸药，煮取三升，去滓，温服一升，覆取微似汗，不须啜粥。余如桂枝法将息及禁忌。

14条：太阳病，项背强几几，反汗出恶风者，桂枝加葛根汤主之。

◉ 桂枝加芍药汤

桂枝三两（去皮）　芍药六两　甘草二两（炙）　大枣十二枚（擘）　生姜三两（切）

上五味，以水七升，煮取三升，去滓，温分三服。本云：桂枝汤，今加芍药。

◉ 桂枝加大黄汤

桂枝三两（去皮）　大黄二两　芍药六两　生姜三两（切）　大枣十二枚（擘）　甘草二两（炙）

上六味，以水七升，煮取三升，去滓，温服一升，日三服。

279 条：本太阳病，医反下之，因尔腹满时痛者，属太阴也，桂枝加芍药汤主之。大实痛者，桂枝加大黄汤主之。

◉ 麻黄汤

麻黄三两（去节）　桂枝二两（去皮）　甘草一两（炙）　杏仁七十个（去皮尖）

上四味，以水九升，先煮麻黄，减二升；去上沫，内诸药，煮取二升半，去滓，温服八合，覆取微似汗，不须啜粥。余如桂枝法将息。

35 条：太阳病，头痛发热，身疼腰痛，骨节疼痛，恶风无汗而喘者，麻黄汤主之。

36 条：太阳与阳明合病，喘而胸满者，不可下，宜麻黄汤。

37 条：太阳病，十日以去，脉浮细而嗜卧者，外已解也。设胸满胁痛者，与小柴胡汤。脉但浮者，与麻黄汤。

46条：太阳病，脉浮紧，无汗，发热，身疼痛，八九日不解，表证仍在，此当发其汗。服药已微除，其人发烦，目瞑，剧者必衄，衄乃解。所以然者，阳气重故也。麻黄汤主之。

51条：脉浮者，病在表，可发汗，宜麻黄汤。

52条：脉浮而数者，可发汗，宜麻黄汤。

55条：伤寒，脉浮紧，不发汗，因致衄者，麻黄汤主之。

235条：阳明病，脉浮，无汗而喘者，发汗则愈，宜麻黄汤。

◉ 麻黄杏仁甘草石膏汤

麻黄四两（去节）　杏仁五十个（去皮尖）　甘草二两（炙）　石膏半斤（碎，绵裹）

上四味，以水七升，煮麻黄，减二升，去上沫，内诸药，煮取二升，去滓，温服一升。本云：黄耳杯。

63 条：发汗后，不可更行桂枝汤。汗出而喘，无大热者，可与麻黄杏仁甘草石膏汤。

162 条：下后，不可更行桂枝汤。若汗出而喘，无大热者，可与麻黄杏子甘草石膏汤。

◉ 大青龙汤

麻黄六两（去节）　桂枝二两（去皮）　甘草二两（炙）　杏仁四十枚（去皮尖）　生姜三两（切）　大枣十枚（擘）　石膏如鸡子大（碎）

上七味，以水九升，先煮麻黄，减二升，去上沫，内诸药，煮取三升，去滓，温服一升，取微似汗。汗出多者，温粉粉之。一服汗者，停后服。若复服，汗多亡阳，遂虚，恶风，烦躁，不得眠也。

38 条：太阳中风，脉浮紧，发热恶寒，身疼痛，不汗出而烦躁者，大青龙汤主之。若脉微弱，汗出恶风者，不可服之。服之则厥逆，筋惕肉瞤，此为逆也。

39 条：伤寒，脉浮缓，身不疼，但重，乍有轻时，无少阴证者，大青龙汤发之。

◉ 小青龙汤

麻黄（去节） 芍药 细辛 干姜 甘草（炙） 桂枝（去皮）各三两 五味子半升 半夏（洗）半升

上八味，以水一斗。先煮麻黄，减二升，去上沫，内诸药，煮取三升，去滓，温服一升。

若渴者，去半夏，加栝楼根三两；若微利者，去麻黄，加荛花（如一鸡子，熬令赤色）；若噎者，去麻黄，加附子一枚（炮）；若小便不利、少腹满者，去麻黄，加茯苓四两；若喘者，去麻黄，加杏仁半升（去皮尖）。

40 条：伤寒表不解，心下有水气，干呕，发热而咳，或渴，或利，或噎，或小便不利、少腹满，或喘者，小青龙汤主之。

41 条：伤寒，心下有水气，咳而微喘，发热不渴，服汤已，渴者，此寒去欲解也，小青龙汤主之。

◉ 麻黄附子细辛汤

麻黄二两（去节）　细辛二两　附子一枚（炮，去皮，破八片）

上三味，以水一斗，先煮麻黄，减二升，去上沫，内诸药，煮取三升，去滓，温服一升，日三服。

301 条：少阴病，始得之，反发热，脉沉者，麻黄细辛附子汤主之。

◉ 麻黄附子甘草汤

麻黄二两（去节）　甘草二两（炙）　附子一枚（炮，去皮，破八片）

上三味，以水七升，先煮麻黄一二沸，去上沫，内诸药，煮取三升，去滓，温服一升，日三服。

302 条：少阴病，得之二三日，麻黄附子甘草汤，微发汗。以二三日无里证，故微发汗也。

◉ 葛根汤

葛根四两　麻黄三两（去节）　桂枝二两（去皮）　生姜三两（切）　甘草二两（炙）
芍药二两　大枣十二枚（擘）

上七味，以水一斗，先煮麻黄、葛根，减二升，去白沫，内诸药，煮取三升，去滓，
温服一升，覆取微似汗。余如桂枝法将息及禁忌，诸汤皆仿此。

31 条：太阳病，项背强几几，无汗恶风，葛根汤主之。

32 条：太阳与阳明合病者，必自下利，葛根汤主之。

◉ 葛根黄芩黄连汤

葛根半斤　甘草二两（炙）　黄芩三两　黄连三两

上四味，以水八升，先煮葛根，减二升，内诸药，煮取二升，去滓，分温再服。

34 条：太阳病，桂枝证，医反下之，利遂不止。脉促者，表未解也，喘而汗出者，
葛根黄芩黄连汤主之。

◉ 葛根加半夏汤

葛根四两　麻黄三两（去节）　甘草二两（炙）　芍药二两　桂枝二两（去皮）　生姜二两（切）　半夏半升（洗）　大枣十二枚（擘）

上八味，以水一斗，先煮葛根、麻黄，减二升，去白沫，内诸药，煮取三升，去滓，温服一升。覆取微似汗。

33 条：太阳与阳明合病，不下利，但呕者，葛根加半夏汤主之。

◉ 小柴胡汤

柴胡半斤　黄芩三两　人参三两　半夏半升（洗）　甘草（炙）　生姜（切）各三两　大枣十二枚（擘）

上七味，以水一斗二升，煮取六升，去滓，再煎取三升，温服一升，日三服。

若胸中烦而不呕者，去半夏、人参，加栝楼实一枚；若渴，去半夏，加人参合前成四两半，栝楼根四两；若腹中痛者，去黄芩，加芍药三两；若胁下痞硬，去大枣，加牡蛎四两；若心下悸，小便不利者，去黄芩，加茯苓四两；若不渴，外有微热者，去人参，加桂枝三两，温覆微汗愈；若咳者，去人参、大枣、生姜，加五味子半升，干姜二两。

96 条：伤寒五六日，中风，往来寒热，胸胁苦满，嘿嘿不欲饮食，心烦喜呕，或胸中烦而不呕，或渴，或腹中痛，或胁下痞硬，或心下悸、小便不利，或不渴、身有微热，或咳者，小柴胡汤主之。

97 条：血弱气尽，腠理开，邪气因入，与正气相搏，结于胁下。正邪分争，往来寒热，休作有时，嘿嘿不欲饮食，藏府相连，其痛必下，邪高痛下，故使呕也，小柴胡汤主之。服柴胡汤已，渴者，属阳明，以法治之。

99 条：伤寒四五日，身热恶风，颈项强，胁下满，手足温而渴者，小柴胡汤主之。

100 条：伤寒，阳脉涩，阴脉弦，法当腹中急痛，先与小建中汤，不差者，小柴胡汤主之。

101 条：伤寒中风，有柴胡证，但见一证便是，不必悉具。凡柴胡汤病证而下之，若柴胡证不罢者，复与柴胡汤，必蒸蒸而振，却复发热汗出而解。

103 条：太阳病，过经十余日，反二三下之，后四五日，柴胡证仍在者，先与小柴胡汤；呕不止，心下急，郁郁微烦者，为未解也，与大柴胡汤，下之则愈。

104条：伤寒十三日，不解，胸胁满而呕，日晡所发潮热，已而微利，此本柴胡证，下之以不得利，今反利者，知医以丸药下之，此非其治也。潮热者，实也。先宜服小柴胡汤以解外，后以柴胡加芒硝汤主之。

37条：太阳病，十日已去，脉浮细而嗜卧者，外已解也。设胸满胁痛者，与小柴胡汤，脉但浮者，与麻黄汤。

144条：妇人中风七八日，续得寒热，发作有时，经水适断者，此为热入血室。其血必结，故使如疟状，发作有时，小柴胡汤主之。

148条：伤寒五六日，头汗出，微恶寒，手足冷，心下满，口不欲食，大便硬，脉细者，此为阳微结，必有表，复有里也。脉沉，亦在里也。汗出，为阳微。假令纯阴结，不得复有外证，悉入在里，此为半在里半在外也。脉虽沉紧，不得为少阴病。所以然者，阴不得有汗，今头汗出，故知非少阴也，可与小柴胡汤。设不了了者，得屎而解。

149条：伤寒五六日，呕而发热者，柴胡汤证具。而以他药下之，柴胡证仍在者，复与柴胡汤。此虽已下之，不为逆，必蒸蒸而振，却发热汗出而解。若心下满而硬痛者，此为结胸也，大陷胸汤主之；但满而不痛者，此为痞，柴胡不中与之，宜半夏泻心汤。

229 条：阳明病，发潮热，大便溏，小便自可，胸胁满不去者，与小柴胡汤。

230 条：阳明病，胁下硬满，不大便而呕，舌上白胎者，可与小柴胡汤。上焦得通，津液得下，胃气因和，身濈然汗出而解。

231 条：阳明中风，脉弦浮大而短气，腹都满，胁下及心痛，久按之气不通，鼻干，不得汗，嗜卧，一身及目悉黄，小便难，有潮热，时时哕，耳前后肿。刺之小差，外不解。病过十日，脉续浮者，与小柴胡汤。

266 条：本太阳病不解，转入少阳者，胁下硬满，干呕不能食，往来寒热，尚未吐下，脉沉紧者，与小柴胡汤。

379 条：呕而发热者，小柴胡汤主之。

◉ 大柴胡汤

柴胡半斤　黄芩三两　芍药三两　半夏半升（洗）　生姜五两（切）　枳实四枚（炙）

大枣十二枚（擘）

上七味，以水一斗二升，煮取六升，去滓，再煎，温服一升，日三服。一方加大黄二两，若不加，恐不为大柴胡汤。

103 条：太阳病，过经十余日，反二三下之，后四五日，柴胡证仍在者，先与小柴胡汤。呕不止，心下急，郁郁微烦者，为未解也，与大柴胡汤，下之则愈。

136 条：伤寒十余日，热结在里，复往来寒热者，与大柴胡汤。但结胸，无大热者，此为水结在胸胁也，但头微汗出者，大陷胸汤主之。

165 条：伤寒发热，汗出不解，心中痞硬，呕吐而下利者，大柴胡汤主之。

◉ 柴胡桂枝汤

桂枝一两半（去皮）　黄芩一两半　人参一两半　甘草一两（炙）　半夏二合半（洗）芍药一两半　大枣六枚（擘）　生姜一两半（切）　柴胡四两

上九味，以水七升，煮取三升，去滓，温服一升。本云：人参汤，作如桂枝法，加半夏、柴胡、黄芩，复如柴胡法。今用人参作半剂。

146条：伤寒六七日，发热，微恶寒，支节烦疼，微呕，心下支结，外证未去者，柴胡桂枝汤主之。

◉ 柴胡加龙骨牡蛎汤

柴胡四两　龙骨　黄芩　生姜（切）　铅丹　人参　桂枝（去皮）　茯苓各一两半　半夏二合半（洗）　大黄二两　牡蛎一两半（熬）　大枣六枚

上十二味，以水八升，煮取四升，内大黄，切如棋子，更煮一二沸，去滓，温服一升。本云：柴胡汤今加龙骨等。

107条：伤寒八九日，下之，胸满烦惊，小便不利，谵语，一身尽重，不可转侧者，柴胡加龙骨牡蛎汤主之。

◉ 柴胡桂枝干姜汤

柴胡半斤　桂枝三两（去皮）　干姜二两　栝楼根四两　黄芩三两　牡蛎二两（熬）

甘草二两（炙）

上七味，以水一斗二升，煮取六升，去滓，再煎取三升，温服一升，日三服。初服微烦，复服，汗出便愈。

147 条：伤寒五六日，已发汗而复下之，胸胁满微结，小便不利，渴而不呕，但头汗出，往来寒热，心烦者，此为未解也，柴胡桂枝干姜汤主之。

◉ 柴胡加芒硝汤

柴胡二两十六铢　黄芩一两　人参一两　甘草一两（炙）　生姜一两（切）　半夏二十铢（洗）　大枣四枚（擘）　芒硝二两

上八味，以水四升，煮取二升，去滓，内芒硝，更煮微沸。分温再服，不解更作。

104 条：伤寒十三日，不解，胸胁满而呕，日晡所发潮热，已而微利，此本柴胡证，下之以不得利，今反利者，知医以丸药下之，此非其治也。潮热者，实也。先宜服小柴胡汤以解外，后以柴胡加芒硝汤主之。

◉ 栀子豉汤

栀子十四个（擘）　香豉四合（绵裹）

上二味，以水四升，先煮栀子，得二升半，内豉，煮取一升半，去滓，分为二服，温进一服。得吐者，止后服。

76 条（下）：发汗吐下后，虚烦不得眠，若剧者，必反复颠倒，心中懊憹，栀子豉汤主之；若少气者，栀子甘草豉汤主之；若呕者，栀子生姜豉汤主之。

77 条：发汗，若下之，而烦热，胸中窒者，栀子豉汤主之。

78 条：伤寒五六日，大下之后，身热不去，心中结痛者，未欲解也，栀子豉汤主之。

221 条：阳明病，脉浮而紧，咽燥口苦，腹满而喘，发热汗出，不恶寒，反恶热，身重。若发汗则躁，心愦愦反谵语；若加温针，必怵惕，烦躁不得眠；若下之，则胃中空虚，客气动膈，心中懊憹。舌上胎者，栀子豉汤主之。

228 条：阳明病下之，其外有热，手足温，不结胸，心中懊憹，饥不能食，但头汗出者，栀子豉汤主之。

375 条：下利后，更烦，按之心下濡者，为虚烦也，宜栀子豉汤。

◉ 栀子甘草豉汤

栀子十四个（擘） 甘草二两（炙） 香豉四合（绵裹）

上三味，以水四升，先煮栀子、甘草，取二升半，内豉，煮取一升半，去滓，分二服，温进一服。得吐者，止后服。

◉ 栀子生姜豉汤

栀子十四个（擘） 生姜五两 香豉四合（绵裹）

上三味，以水四升，先煮栀子、生姜，取二升半，内豉，煮取一升半，去滓，分二服，温进一服。得吐者，止后服。

81 条：凡用栀子汤，病人旧微溏者，不可与服之。

◉ 栀子干姜汤

栀子十四个（擘）　干姜二两

上二味，以水三升半，煮取一升半，去滓，分二服，温进一服。得吐者，止后服。

80条：伤寒，医以丸药大下之，身热不去，微烦者，栀子干姜汤主之。

◉ 栀子厚朴汤

栀子十四个（擘）　厚朴四两（炙，去皮）　枳实四枚（水浸，炙令黄）

上三味，以水三升半，煮取一升半，去滓，分二服，温进一服。得吐者，止后服。

79条：伤寒下后，心烦腹满，卧起不安者，栀子厚朴汤主之。

◉ 栀子檗皮汤

肥栀子十五个（擘）　甘草一两（炙）　黄檗二两

上三味，以水四升，煮取一升半，去滓，分温再服。

261 条：伤寒，身黄发热，栀子檗皮汤主之。

◉ 枳实栀子豉汤

枳实三枚（炙） 栀子十四个（擘） 香豉一升（绵裹）

上三味，以清浆水七升，空煮取四升；内枳实、栀子，煮取二升，下豉，更煮五六沸，去滓，温分再服，覆令微似汗。若有宿食者，内大黄，如博棋子大五六枚，服之愈。

393 条：大病差后，劳复者，枳实栀子豉汤主之。

◉ 大承气汤

大黄四两（酒洗） 厚朴半斤（炙，去皮） 枳实五枚（炙） 芒硝三合

上四味，以水一斗，先煮二物，取五升，去滓，内大黄，更煮取二升，去滓，内芒硝，更上微火一两沸，分温再服，得下，余勿服。

208 条：阳明病，脉迟，虽汗出，不恶寒者，其身必重，短气，腹满而喘，有潮热者，此外欲解，可攻里也。手足濈然汗出者，此大便已硬也，大承气汤主之。若汗多，微发热，恶寒者，外未解也，其热不潮，未可与承气汤；若腹大满不通者，可与小承气汤，微和胃气，勿令至大泄下。

209 条：阳明病，潮热，大便微硬者，可与大承气汤；不硬者，不可与之。若不大便六七日，恐有燥屎，欲知之法，少与小承气汤，汤入腹中，转失气者，此有燥屎也，乃可攻之。若不转失气者，此但初头硬，后必溏，不可攻之，攻之必胀满不能食也。欲饮水者，与水则哕。其后发热者，必大便复硬而少也，以小承气汤和之。不转失气者，慎不可攻也。

212 条：伤寒，若吐、若下后，不解，不大便五六日，上至十余日，日晡所发潮热，不恶寒，独语如见鬼状。若剧者，发则不识人，循衣摸床，惕而不安，微喘直视，脉弦者生，涩者死。微者，但发热谵语者，大承气汤主之。若一服利，则止后服。

215 条：阳明病，谵语，有潮热，反不能食者，胃中必有燥屎五六枚也；若能食者，但硬耳。宜大承气汤下之。

217 条：汗出谵语者，以有燥屎在胃中，此为风也。须下者，过经乃可下之。下之若早，语言必乱，以表虚里实故也。下之愈，宜大承气汤。

220 条：二阳并病，太阳证罢，但发潮热，手足漐漐汗出，大便难而谵语者，下之则愈，宜大承气汤。

238 条：阳明病，下之，心中懊㣩而烦，胃中有燥屎者，可攻。腹微满，初头硬，后必溏，不可攻之。若有燥屎者，宜大承气汤。

240 条：病人烦热，汗出则解，又如疟状，日晡所发热者，属阳明也。脉实者，宜下之；脉浮虚者，宜发汗。下之，与大承气汤，发汗，宜桂枝汤。

241 条：大下后，六七日不大便，烦不解，腹满痛者，此有燥屎也。所以然者，本有宿食故也，宜大承气汤。

242 条：病人小便不利，大便乍难乍易，时有微热，喘冒不能卧者，有燥屎也，宜大承气汤。

251 条：得病二三日，脉弱，无太阳柴胡证，烦躁，心下硬，至四五日，虽能食，以小承气汤，少少与，微和之，令小安，至六日，与承气汤一升。若不大便六七日，小便少者，虽不受食，但初头硬，后必溏，未定成硬，攻之必溏；须小便利，屎定硬，乃可攻之，宜大承气汤。

252 条：伤寒六七日，目中不了了，睛不和，无表里证，大便难，身微热者，此为实也，急下之，宜大承气汤。

253 条：阳明病，发热汗多者，急下之，宜大承气汤。

254 条：发汗不解，腹满痛者，急下之，宜大承气汤。

255 条：腹满不减，减不足言，当下之，宜大承气汤。

256 条：阳明少阳合病，必下利。其脉不负者，为顺也。负者，失也，互相克贼，名为负也。脉滑而数者，有宿食也，当下之，宜大承气汤。

320 条：少阴病，得之二三日，口燥咽干者，急下之，宜大承气汤。

321 条：少阴病，自利清水，色纯青，心下必痛，口干燥者，可下之，宜大承气汤。

322 条：少阴病，六七日，腹胀，不大便者，急下之，宜大承气汤。

◉ 小承气汤

大黄四两　厚朴二两（炙，去皮）　枳实三枚（大者，炙）

上三味，以水四升，煮取一升二合，去滓，分温二服。初服汤当更衣，不尔者尽饮之，若更衣者，勿服之。

213 条：阳明病，其人多汗，以津液外出，胃中燥，大便必硬，硬则谵语，小承气汤主之。若一服谵语止者，更莫复服。

214 条：阳明病，谵语，发潮热，脉滑而疾者，小承气汤主之。因与承气汤一升，腹中转气者，更服一升。若不转气者，勿更与之；明日又不大便，脉反微涩者，里虚也，为难治，不可更与承气汤也。

250 条：太阳病，若吐、若下、若发汗后，微烦，小便数，大便因硬者，与小承气汤和之愈。

251条：得病二三日，脉弱，无太阳柴胡证，烦躁，心下硬，至四五日，虽能食，以小承气汤少少与，微和之，令小安，至六日，与承气汤一升。若不大便六七日，小便少者，虽不受食，但初头硬，后必溏，未定成硬，攻之必溏。须小便利，屎定硬，乃可攻之，宜大承气汤。

374条：下利，谵语者，有燥屎也，宜小承气汤。

⬤ 调胃承气汤

甘草二两（炙） 芒硝半升 大黄四两（清酒洗）

上三味，切，以水三升，煮二物至一升，去滓，内芒硝，更上微火一二沸，温顿服之，以调胃气。

29条：伤寒，脉浮，自汗出，小便数，心烦，微恶寒，脚挛急，反与桂枝欲攻其表，此误也。得之便厥，咽中干，烦躁，吐逆者，作甘草干姜汤与之，以复其阳；若厥愈足温者，更作芍药甘草汤与之，其脚即伸；若胃气不和，谵语者，少与调胃承气汤；若重发汗，复加烧针者，四逆汤主之。

70 条：发汗后，恶寒者，虚故也；不恶寒，但热者，实也，当和胃气，与调胃承气汤。

94 条：太阳病未解，脉阴阳俱停，必先振栗汗出而解。但阳脉微者，先汗出而解，但阴脉微者，下之而解。若欲下之，宜调胃承气汤。

105 条：伤寒十三日，过经谵语者，以有热也，当以汤下之。若小便利者，大便当硬，而反下利，脉调和者，知医以丸药下之，非其治也。若自下利者，脉当微厥，今反和者，此为内实也，调胃承气汤主之。

123 条：太阳病，过经十余日，心下温温欲吐，而胸中痛，大便反溏，腹微满，郁郁微烦。先此时自极吐下者，与调胃承气汤。若不尔者，不可与。但欲呕，胸中痛，微溏者，此非柴胡汤证，以呕，故知极吐下也。

207 条：阳明病，不吐不下，心烦者，可与调胃承气汤。

248 条：太阳病三日，发汗不解，蒸蒸发热者，属胃也。调胃承气汤主之。

249 条：伤寒吐后，腹胀满者，与调胃承气汤。

◉ 桃核承气汤

桃仁五十个（去皮尖）　大黄四两　桂枝二两（去皮）　芒硝二两　甘草二两（炙）

上五味，以水七升，煮取二升半，去滓，内芒硝，更上火微沸，下火，先食，温服五合，日三服，当微利。

106 条：太阳病不解，热结膀胱，其人如狂，血自下，下者愈。其外不解者，尚未可攻，当先解其外；外解已，但少腹急结者，乃可攻之，宜桃核承气汤。

◉ 抵当汤

水蛭（熬）　虻虫各三十个（去翅足，熬）　桃仁二十个（去皮尖）　大黄三两（酒洗）

上四味，以水五升，煮取三升，去滓，温服一升。不下，更服。

124 条：太阳病六七日，表证仍在，脉微而沉，反不结胸，其人发狂者，以热在下焦，少腹当硬满。小便自利者，下血乃愈。所以然者，以太阳随经，瘀热在里故也，抵当汤主之。

125 条：太阳病，身黄，脉沉结，少腹硬，小便不利者，为无血也；小便自利，其人如狂者，血证谛也，抵当汤主之。

237 条：阳明证，其人喜忘者，必有蓄血。所以然者，本有久瘀血，故令喜忘。屎虽硬，大便反易，其色必黑者，宜抵当汤下之。

257 条：病人无表里证，发热七八日，虽脉浮数者，可下之。假令已下，脉数不解，合热则消谷喜饥，至六七日不大便者，有瘀血，宜抵当汤。

258 条：若脉数不解，而下不止，必协热便脓血也。

◉ 抵当丸

水蛭（熬） 虻虫各二十个（去翅足，熬） 桃仁二十五个（去皮尖） 大黄三两

上四味，捣，分四丸，以水一升，煮一丸，取七合，服之。晬时当下血，若不下者，

更服。

126 条：伤寒有热，少腹满，应小便不利，今反利者，为有血也。当下之，不可余药，宜抵当丸。

◉ 十枣汤

芫花（熬）　甘遂　大戟

上三味，等分，各别捣为散，以水一升半，先煮大枣肥者十枚，取八合，去滓，内药末，强人服一钱匕，羸人服半钱，温服之，平旦服。若下少，病不除者，明日更服，加半钱。得快下利后，糜粥自养。

152 条：太阳中风，下利，呕逆，表解者，乃可攻之。其人漐漐汗出，发作有时，头痛，心下痞硬满，引胁下痛，干呕，短气，汗出不恶寒者，此表解里未和也。十枣汤主之。

◉ 大陷胸汤

大黄六两（去皮）　芒硝一升　甘遂一钱匕

上三味，以水六升，先煮大黄，取二升，去滓，内芒硝，煮一两沸，内甘遂末，温服一升，得快利，止后服。

134条：太阳病，脉浮而动数，浮则为风，数则为热，动则为痛，数则为虚，头痛发热，微盗汗出，而反恶寒者，表未解也。医反下之，动数变迟，膈内拒痛。胃中空虚，客气动膈，短气躁烦，心中懊侬，阳气内陷，心下因硬，则为结胸，大陷胸汤主之。若不结胸，但头汗出，余处无汗，剂颈而还，小便不利，身必发黄。

136条：伤寒十余日，热结在里，复往来寒热者，与大柴胡汤；但结胸，无大热者，此为水结在胸胁也，但头微汗出者，大陷胸汤主之。

149条：伤寒五六日，呕而发热者，柴胡汤证具，而以他药下之，柴胡证仍在者，复与柴胡汤。此虽已下之，不为逆，必蒸蒸而振，却发热汗出而解。若心下满而硬痛者，此为结胸也，大陷胸汤主之。但满而不痛者，此为痞，柴胡不中与之，宜半夏泻心汤。

135条：伤寒六七日，结胸热实，脉沉而紧，心下痛，按之石硬者，大陷胸汤主之。

137条：太阳病，重发汗而复下之，不大便五六日，舌上燥而渴，日晡所小有潮热，从心下至少腹硬满而痛不可近者，大陷胸汤主之。

◉ 大陷胸丸

大黄半斤　葶苈子半斤（熬）　芒硝半升　杏仁半升（去皮尖，熬黑）

上四味，捣筛二味，内杏仁、芒硝，合研如脂，和散，取如弹丸一枚，别捣甘遂末一钱匕，白蜜二合，水二升，煮取一升，温顿服之，一宿乃下，如不下，更服，取下为效。禁如药法。

131 条：病发于阳而反下之，热入因作结胸；病发于阴而反下之，因作痞也。所以成结胸者，以下之太早故也。结胸者，项亦强，如柔痓状，下之则和，宜大陷胸丸。

◉ 小陷胸汤

黄连一两　半夏半升（洗）　栝楼实大者一枚

上三味，以水六升，先煮栝楼，取三升，去滓，内诸药，煮取二升，去滓，分温三服。

138 条：小结胸病，正在心下，按之则痛，脉浮滑者，小陷胸汤主之。

◉ 白散

桔梗三分　巴豆一分（去皮心，熬黑，研如脂）　贝母三分

上三味，为散，内巴豆，更于臼中杵之，以白饮和服。强人半钱匕，羸者减之。病在膈上必吐，在膈下必利。不利，进热粥一杯；利过不止，进冷粥一杯。身热、皮粟不解，欲引衣自覆；若以水潠之洗之，益令热劫不得出，当汗而不汗则烦，假令汗出已，腹中痛，与芍药三两，如上法。

141 条（下）：寒实结胸，无热证者，与三物白散。

◉ 麻子仁丸

麻子仁二升　芍药半斤　枳实半斤（炙）　大黄一斤（去皮）　厚朴一尺（炙，去皮）
杏仁一升（去皮尖，熬，别作脂）

上六味，蜜和之，如梧桐子大，饮服十丸，日三服，渐加，以知为度。

247 条：趺阳脉浮而涩，浮则胃气强，涩则小便数，浮涩相搏，大便则硬，其脾为约，麻子仁丸主之。

◉ 生姜泻心汤

生姜四两（切） 甘草三两（炙） 人参三两 干姜一两 黄芩三两 半夏半升（洗）
黄连一两 大枣十二枚（擘）

上八味，以水一斗，煮取六升，去滓，再煎取三升，温服一升，日三服。

157 条：伤寒汗出，解之后，胃中不和，心下痞硬，干噫食臭，胁下有水气，腹中雷
鸣，下利者，生姜泻心汤主之。

◉ 甘草泻心汤

甘草四两（炙） 黄芩三两 干姜三两 半夏半升（洗） 大枣十二枚（擘） 黄连
一两

上六味，以水一斗，煮取六升，去滓，再煎取三升，温服一升，日三服。

158 条：伤寒中风，医反下之，其人下利日数十行，谷不化，腹中雷鸣，心下痞硬而
满，干呕，心烦不得安。医见心下痞，谓病不尽，复下之，其痞益甚。此非结热，但以胃
中虚，客气上逆，故使硬也。甘草泻心汤主之。

◉ 半夏泻心汤

半夏半升（洗）　黄芩　干姜　人参　甘草（炙）各三两　黄连一两　大枣十二枚（擘）

上七味，以水一斗，煮取六升，去滓，再煎取三升，温服一升，日三服。

149 条：伤寒五六日，呕而发热者，柴胡汤证具。而以他药下之，柴胡证仍在者，复与柴胡汤。此虽已下之，不为逆，必蒸蒸而振，却发热汗出而解。若心下满而硬痛者，此为结胸也，大陷胸汤主之；但满而不痛者，此为痞，柴胡不中与之，宜半夏泻心汤。

◉ 大黄黄连泻心汤

大黄二两　黄连一两

上二味，以麻沸汤二升渍之，须臾，绞去滓，分温再服。

154 条：心下痞，按之濡，其脉关上浮者，大黄黄连泻心汤主之。

164 条：伤寒大下后，复发汗，心下痞，恶寒者，表未解也，不可攻痞，当先解表，表解乃可攻痞。解表，宜桂枝汤；攻痞，宜大黄黄连泻心汤。

◉ 附子泻心汤

大黄二两　黄连一两　黄芩一两　附子一枚（炮，去皮，破，别煮取汁）

上四味，切三味，以麻沸汤二升渍之，须臾，绞去滓，内附子汁，分温再服。

155条：心下痞，而复恶寒汗出者，附子泻心汤主之。

◉ 黄连汤

黄连三两　甘草三两（炙）　干姜三两　桂枝三两（去皮）　人参二两　半夏半升（洗）　大枣十二枚（擘）

上七味，以水一斗，煮取六升，去滓，温服，昼三、夜二。

173条：伤寒，胸中有热，胃中有邪气，腹中痛，欲呕吐者，黄连汤主之。

◉ 黄芩汤

黄芩三两　芍药二两　甘草二两（炙）　大枣十二枚（擘）

上四味，以水一斗，煮取三升，去滓，温服一升，日再夜一服。

◉ 黄芩加半夏生姜汤

黄芩三两　芍药二两　甘草三两（炙）　大枣十二枚（擘）　半夏半升（洗）　生姜一两半，一方三两（切）

上六味，以水一斗，煮取三升，去滓，温服一升，日再夜一服。

172 条：太阳与少阳合病，自下利者，与黄芩汤；若呕者，黄芩加半夏生姜汤主之。

◉ 干姜黄连黄芩人参汤

干姜　黄连　黄芩　人参各三两

上四味，以水六升，煮取二升，去滓，分温再服。

359 条：伤寒，本自寒下，医复吐下之，寒格，更逆吐下，若食入口即吐，干姜黄连黄芩人参汤主之。

◉ 旋覆代赭汤

旋覆花三两　人参二两　生姜五两　代赭一两　甘草三两（炙）　半夏半升（洗）　大枣十二枚（擘）

上七味，以水一斗，煮取六升，去滓，再煎，取三升，温服一升，日三服。

161条：伤寒发汗，若吐，若下，解后，心下痞硬，噫气不除者，旋覆代赭汤主之。

◉ 厚朴生姜半夏甘草人参汤

厚朴半斤（去皮，炙）　生姜半斤（切）　半夏半升（洗）　甘草二两　人参一两

上五味，以水一斗，煮取三升，去滓，温服一升，日三服。

66条：发汗后，腹胀满者，厚朴生姜半夏甘草人参汤主之。

◉ 白虎汤

知母六两　石膏一斤（碎）　甘草二两（炙）　粳米六合

上四味，以水一斗，煮米熟，汤成，去滓，温服一升，日三服。

176 条：伤寒，脉浮滑，此以表有热，里有寒，白虎汤主之。

219 条：三阳合病，腹满身重，难以转侧，口不仁，面垢，谵语遗尿。发汗则谵语，下之则额上生汗，手足逆冷。若自汗出者，白虎汤主之。

350 条：伤寒，脉滑而厥者，里有热，白虎汤主之。

● 白虎加人参汤

知母六两　石膏一斤（碎）　甘草二两（炙）　人参三两　粳米六合

上五味，以水一斗，煮米熟，汤成，去滓，温服一升，日三服。

26 条：服桂枝汤，大汗出后，大烦渴不解，脉洪大者，白虎加人参汤主之。

168 条：伤寒，若吐、若下后，七八日不解，热结在里，表里俱热，时时恶风，大渴，舌上干燥而烦，欲饮水数升者，白虎加人参汤主之。

169 条：伤寒，无大热，口燥渴，心烦，背微恶寒者，白虎加人参汤主之。

170 条：伤寒，脉浮，发热无汗，其表不解，不可与白虎汤。渴欲饮水，无表证者，白虎加人参汤主之。

222 条：若渴欲饮水，口干舌燥者，白虎加人参汤主之。

◉ 竹叶石膏汤

竹叶二把　石膏一斤　半夏半升（洗）　麦门冬一升（去心）　人参二两　甘草二两（炙）　粳米半斤

上七味，以水一斗，煮取六升，去滓，内粳米，煮米熟，汤成，去米，温服一升，日三服。

397 条：伤寒解后，虚羸少气，气逆欲吐，竹叶石膏汤主之。

◉ 五苓散

猪苓十八铢（去皮） 泽泻一两六铢 白术十八铢 茯苓十八铢 桂枝半两（去皮）

上五味，捣为散，以白饮和，服方寸匕，日三服。多饮暖水，汗出愈。如法将息。

71条：太阳病，发汗后，大汗出，胃中干，烦躁不得眠，欲得饮水者，少少与饮之，令胃气和则愈。若脉浮，小便不利，微热消渴者，五苓散主之。

72条：发汗已，脉浮数，烦渴者，五苓散主之。

73条：伤寒，汗出而渴者，五苓散主之；不渴者，茯苓甘草汤主之。

74条：中风发热，六七日不解而烦，有表里证，渴欲饮水，水入则吐者，名曰水逆，五苓散主之。

156条：本以下之，故心下痞，与泻心汤；痞不解，其人渴而口燥，烦，小便不利者，五苓散主之。

244条：太阳病，寸缓关浮尺弱，其人发热汗出，复恶寒，不呕，但心下痞者，此以医下之也。如其不下者，病人不恶寒而渴者，此转属阳明也。小便数者，大便必硬，不更衣十日，无所苦也。渴欲饮水，少少与之，但以法救之。渴者，宜五苓散。

386条：霍乱，头痛发热，身疼痛，热多欲饮水者，五苓散主之；寒多不用水者，理中丸主之。

◉ 猪苓汤

猪苓（去皮）　茯苓　泽泻　阿胶　滑石（碎）各一两

上五味，以水四升，先煎四味，取二升，去滓，内阿胶烊消，温服七合，日三服。

223条：若脉浮，发热，渴欲饮水，小便不利者，猪苓汤主之。

224条：阳明病，汗出多而渴者，不可与猪苓汤。以汗多胃中燥，猪苓汤复利其小便故也。

319条：少阴病，下利六七日，咳而呕渴，心烦不得眠者，猪苓汤主之。

◉ 文蛤散

文蛤五两

上一味，为散，以沸汤和一方寸匕服，汤用五合。

141 条（上）：病在阳，应以汗解之，反以冷水潠之，若灌之，其热被劫，不得去，弥更益烦，肉上粟起，意欲饮水，反不渴者，服文蛤散。

◉ 茯苓甘草汤

茯苓二两　桂枝二两（去皮）　甘草一两（炙）　生姜三两（切）

上四味，以水四升，煮取二升，去滓，分温三服。

73 条：伤寒，汗出而渴者，五苓散主之。不渴者，茯苓甘草汤主之。

356 条：伤寒，厥而心下悸，宜先治水，当服茯苓甘草汤，却治其厥。不尔，水渍入胃，必作利也。

⊛ 四逆汤

附子一枚（生用，去皮，破八片） 干姜一两半 甘草二两（炙）

上三味，以水三升，煮取一升二合，去滓，分温再服。强人可大附子一枚，干姜三两。

29 条：伤寒，脉浮，自汗出，小便数，心烦，微恶寒，脚挛急。反与桂枝欲攻其表，此误也。得之便厥，咽中干，烦躁、吐逆者，作甘草干姜汤与之，以复其阳。若厥愈足温者，更作芍药甘草汤与之，其脚即伸；若胃气不和，谵语者，少与调胃承气汤；若重发汗，复加烧针者，四逆汤主之。

91 条：伤寒，医下之，续得下利，清谷不止，身疼痛者，急当救里；后身疼痛，清便自调者，急当救表。救里，宜四逆汤；救表，宜桂枝汤。

92 条：病发热头痛，脉反沉，若不差，身体疼痛，当救其里，四逆汤方。

225 条：脉浮而迟，表热里寒，下利清谷者，四逆汤主之。

323 条：少阴病，脉沉者，急温之，宜四逆汤。

324 条：少阴病，饮食入口则吐，心中温温欲吐，复不能吐，始得之，手足寒，脉弦迟者，此胸中实，不可下也，当吐之。若膈上有寒饮，干呕者，不可吐也，当温之，宜四逆汤。

353 条：大汗出，热不去，内拘急，四肢疼，又下利，厥逆而恶寒者，四逆汤主之。

354 条：大汗，若大下利而厥冷者，四逆汤主之。

372 条：下利腹胀满，身体疼痛者，先温其里，乃攻其表。温里，宜四逆汤；攻表，宜桂枝汤。

377 条：呕而脉弱，小便复利，身有微热，见厥者难治，四逆汤主之。

388 条：吐利汗出，发热恶寒，四肢拘急，手足厥冷者，四逆汤主之。

389 条：既吐且利，小便复利，而大汗出，下利清谷，内寒外热，脉微欲绝者，四逆汤主之。

◉ 四逆加人参汤

甘草二两（炙） 附子一枚（生用，去皮，破八片） 干姜一两半　人参一两

上四味，以水三升，煮取一升二合，去滓，分温再服。

385 条：恶寒，脉微而复利，利止，亡血也，四逆加人参汤主之。

◉ 通脉四逆汤

甘草二两（炙） 附子大者一枚（生用，去皮，破八片） 干姜三两（强人可四两）

上三味，以水三升，煮取一升二合，去滓，分温再服。其脉即出者愈。

面色赤者，加葱九茎；腹中痛者，去葱，加芍药二两；呕者，加生姜二两；咽痛者，去芍药，加桔梗一两；利止、脉不出者，去桔梗，加人参二两。病皆与方相应者，乃服之。

317 条：少阴病，下利清谷，里寒外热，手足厥逆，脉微欲绝，身反不恶寒，其人面色赤，或腹痛，或干呕，或咽痛，或利止脉不出者，通脉四逆汤主之。

370 条：下利清谷，里寒外热，汗出而厥者，通脉四逆汤主之。

◎ 通脉四逆加猪胆汁汤

附子二枚（生用，去皮，破八片）　干姜三两（强人可四两）　甘草二两（炙）　猪胆汁半合

上四味，以水三升，煮取一升二合，去滓，内猪胆汁，分温再服，其脉即来。无猪胆，以羊胆代之。

390 条：吐已，下断，汗出而厥，四肢拘急不解，脉微欲绝者，通脉四逆加猪胆汁汤主之。

◎ 干姜附子汤

干姜一两　附子一枚（生用，去皮，切八片）

上二味，以水三升，煮取一升，去滓，顿服。

61 条：下之后，复发汗，昼日烦躁不得眠，夜而安静，不呕，不渴，无表证，脉沉微，身无大热者，干姜附子汤主之。

◉ 白通汤

附子一枚（生用，去皮，破八片）　干姜一两　葱白四茎

上三味，以水三升，煮取一升，去滓，分温再服。

314 条：少阴病，下利，白通汤主之。

◉ 白通加猪胆汁汤

附子一枚（生用，去皮，破八片）　干姜一两　葱白四茎　人尿五合　猪胆汁一合

上五味，以水三升，煮取一升，去滓，内胆汁、人尿，和令相得，分温再服。若无胆，亦可用。

315 条：少阴病，下利，脉微者，与白通汤。利不止，厥，逆，无脉，干呕，烦者，

白通加猪胆汁汤主之。服汤，脉暴出者死，微续者生。

◉ 茯苓四逆汤

茯苓四两　干姜一两半　甘草二两（炙）　附子一枚（生用，去皮，破八片）　人参一两

上五味，以水五升，煮取三升，去滓，温服七合，日三服。

69 条：发汗，若下之，病仍不解，烦躁者，茯苓四逆汤主之。

◉ 当归四逆汤

当归三两　桂枝三两（去皮）　芍药三两　细辛三两　甘草二两（炙）　通草二两　大枣二十五枚（擘，一法十二枚）

上七味，以水八升，煮取三升，去滓，温服一升，日三服。

◉ 当归四逆加吴茱萸生姜汤

当归三两　芍药三两　甘草二两（炙）　通草二两　桂枝三两（去皮）　细辛三两　生姜半斤（切）　吴茱萸二升　大枣二十五枚（擘）

上九味，以水六升，清酒六升和，煮取五升，去滓，温分五服。（一方，水、酒各四升。）

351条：手足厥寒，脉细欲绝者，当归四逆汤主之。

352条：若其人内有久寒者，宜当归四逆加吴茱萸生姜汤。

◉ 四逆散

甘草（炙）　枳实（破，水渍，炙干）　柴胡　芍药

上四味，各十分，捣筛，白饮和，服方寸匕，日三服。

咳者，加五味子、干姜各五分，并主下利；悸者，加桂枝五分；小便不利者，加茯苓五分；腹中痛者，加附子一枚，炮令坼；泄利下重者，先以水五升，煮薤白三升，煮取三

升，去滓，以散三方寸匕，内汤中，煮取一升半，分温再服。

318条：少阴病，四逆，其人或咳，或悸，或小便不利，或腹中痛，或泄利下重者，四逆散主之。

◉ 理中丸

人参　干姜　甘草（炙）　白术各三两

上四味，捣筛，蜜和为丸，如鸡子黄许大。以沸汤数合，和一丸，研碎，温服之，日三四、夜二服。腹中未热，益至三四丸，然不及汤。

汤法：以四物依两数切，用水八升，煮取三升，去滓，温服一升，日三服。

若脐上筑者，肾气动也，去术，加桂四两；吐多者，去术，加生姜三两；下多者，还用术；悸者，加茯苓二两；渴欲得水者，加术，足前成四两半；腹中痛者，加人参，足前成四两半；寒者，加干姜，足前成四两半；腹满者，去术，加附子一枚。服汤后，如食顷，饮热粥一升许，微自温，勿发揭衣被。

386 条：霍乱，头痛发热，身疼痛，热多欲饮水者，五苓散主之；寒多不用水者，理中丸主之。

396 条：大病差后，喜唾，久不了了，胸上有寒，当以丸药温之，宜理中丸。

◉ 真武汤

茯苓　芍药　生姜各三两（切）　白术二两　附子一枚（炮，去皮，破八片）

上五味，以水八升，煮取三升，去滓，温服七合，日三服。

若咳者，加五味子半升，细辛一两，干姜一两；若小便利者，去茯苓；若下利者，去芍药，加干姜二两；若呕者，去附子，加生姜，足前为半斤。

82 条：太阳病发汗，汗出不解，其人仍发热，心下悸，头眩，身瞤动，振振欲擗地者，真武汤主之。

316 条：少阴病，二三日不已，至四五日，腹痛，小便不利，四肢沉重疼痛，自下利者，此为有水气。其人或咳，或小便利，或下利，或呕者，真武汤主之。

◉ 附子汤

附子二枚（炮，去皮，破八片）　茯苓三两　人参二两　白术四两　芍药三两

上五味，以水八升，煮取三升，去滓，温服一升，日三服。

304 条：少阴病，得之一二日，口中和，其背恶寒者，当灸之，附子汤主之。

305 条：少阴病，身体痛，手足寒，骨节痛，脉沉者，附子汤主之。

◉ 甘草附子汤

甘草二两（炙）　附子二枚（炮，去皮，破）　白术二两　桂枝四两（去皮）

上四味，以水六升，煮取三升，去滓，温服一升，日三服。初服得微汗则解。能食，汗止复烦者，将服五合，恐一升多者，宜服六七合为始。

175 条：风湿相搏，骨节疼烦，掣痛不得屈伸，近之则痛剧，汗出短气，小便不利，恶风不欲去衣，或身微肿者，甘草附子汤主之。

◉ 桂枝附子汤

桂枝四两（去皮） 附子三枚（炮，去皮，破） 生姜三两（切） 大枣十二枚（擘）
甘草二两（炙）

上五味，以水六升，煮取二升，去滓，分温三服。

◉ 桂枝附子去桂加白术汤

附子三枚（炮，去皮，破） 白术四两 生姜三两（切） 甘草二两（炙） 大枣十二
枚（擘）

上五味，以水六升，煮取二升，去滓，分温三服。初一服，其人身如痹，半日许复
服之，三服都尽，其人如冒状，勿怪，此以附子、术，并走皮内，逐水气未得除，故使之
耳。法当加桂四两，此本一方二法。以大便硬，小便自利，去桂也；以大便不硬，小便不
利，当加桂。附子三枚恐多也，虚弱家及产妇，宜减服之。

174 条：伤寒八九日，风湿相搏，身体疼烦，不能自转侧，不呕，不渴，脉浮虚而涩
者，桂枝附子汤主之；若其人大便硬，小便自利者，去桂加白术汤主之。

◉ 茯苓桂枝白术甘草汤

茯苓四两　桂枝三两（去皮）　白术　甘草（炙）各二两

上四味，以水六升，煮取三升，去滓，分温三服。

67条：伤寒，若吐、若下后，心下逆满，气上冲胸，起则头眩，脉沉紧，发汗则动经，身为振振摇者，茯苓桂枝白术甘草汤主之。

◉ 芍药甘草附子汤

芍药　甘草（炙）各三两　附子一枚（炮，去皮，破八片）

上三味，以水五升，煮取一升五合，去滓，分温三服。

68条：发汗病不解，反恶寒者，虚故也，芍药甘草附子汤主之。

◉ 桂枝人参汤

桂枝四两（别切）　甘草四两（炙）　白术三两　人参三两　干姜三两

上五味，以水九升，先煮四味，取五升，内桂，更煮取三升，去滓，温服一升，日再夜一服。

163条：太阳病，外证未除，而数下之，遂协热而利，利下不止，心下痞硬，表里不解者，桂枝人参汤主之。

◉ 赤石脂禹余粮汤

赤石脂一斤（碎）　太一禹余粮一斤（碎）

上二味，以水六升，煮取二升，去滓，分温三服。

159条：伤寒，服汤药，下利不止，心下痞硬。服泻心汤已，复以他药下之，利不止。医以理中与之，利益甚。理中者，理中焦，此利在下焦，赤石脂禹余粮汤主之。复不止者，当利其小便。

◉ 炙甘草汤

甘草四两（炙）　生姜三两（切）　人参二两　生地黄一斤（酒洗）　桂枝三两（去皮）

阿胶二两　麦门冬半升（去心）　麻仁半斤　大枣三十枚（擘）

上九味，以清酒七升，水八升，先煮八味，取三升，去滓，内胶烊消尽，温服一升，日三服。

177 条：伤寒，脉结代，心动悸，炙甘草汤主之。

甘草干姜汤

甘草四两（炙）　干姜二两（炮）

上咬咀二味，以水三升，煮取一升五合，去滓，分温再服。

芍药甘草汤

白芍药　甘草（炙）各四两

上二味，以水三升，煮取一升五合，去滓，分温再服。

29 条：伤寒，脉浮，自汗出，小便数，心烦，微恶寒，脚挛急。反与桂枝欲攻其表，此误也。得之便厥，咽中干，烦躁，吐逆者，作甘草干姜汤与之，以复其阳。若厥愈足温者，更作芍药甘草汤与之，其脚即伸；若胃气不和，谵语者，少与调胃承气汤；若重发汗，复加烧针者，四逆汤主之。

30 条：问曰：证象阳旦，按法治之而增剧，厥逆，咽中干，两胫拘急而谵语。师曰：言夜半手足当温，两脚当伸。后如师言，何以知此？答曰：寸口脉浮而大，浮为风，大为虚，风则生微热，虚则两胫挛，病形象桂枝，因加附子参其间，增桂令汗出，附子温经，亡阳故也。厥逆，咽中干，烦躁，阳明内结，谵语，烦乱，更饮甘草干姜汤。夜半阳气还，两足当热，胫尚微拘急，重与芍药甘草汤，尔乃胫伸。以承气汤微溏，则止其谵语，故知病可愈。

◉ 茵陈蒿汤

茵陈蒿六两　栀子十四枚（擘）　大黄二两（去皮）

上三味，以水一斗二升，先煮茵陈，减六升，内二味，煮取三升，去滓，分温三服。小便当利，尿如皂荚汁状，色正赤，一宿腹减，黄从小便去也。

236 条：阳明病，发热汗出者，此为热越，不能发黄也；但头汗出，身无汗，剂颈而还，小便不利，渴引水浆者，此为瘀热在里，身必发黄，茵陈蒿汤主之。

260 条：伤寒七八日，身黄如橘子色，小便不利，腹微满者，茵陈蒿汤主之。

199 条：阳明病，无汗，小便不利，心中懊恢者，身必发黄。

◉ 麻黄连轺赤小豆汤

麻黄二两（去节） 连轺二两（连翘根是） 杏仁四十个（去皮尖） 赤小豆一升 大枣十二枚（擘） 生梓白皮一升（切） 生姜二两（切） 甘草二两（炙）

上八味，以潦水一斗，先煮麻黄，再沸，去上沫，内诸药，煮取三升，去滓，分温三服，半日服尽。

262 条：伤寒，瘀热在里，身必黄，麻黄连轺赤小豆汤主之。

◉ 麻黄升麻汤

麻黄二两半（去节） 升麻一两一分 当归一两一分 知母十八铢 黄芩十八铢 萎

蕤十八铢（一作菖蒲）　芍药六铢　天门冬六铢（去心）　桂枝六铢（去皮）　茯苓六铢
甘草六铢（炙）　石膏六铢（碎，绵裹）　白术六铢　干姜六铢

上十四味，以水一斗，先煮麻黄一两沸，去上沫，内诸药，煮取三升，去滓，分温三服。相去如炊三斗米顷，令尽，汗出愈。

357 条：伤寒六七日，大下后，寸脉沉而迟，手足厥逆，下部脉不至，喉咽不利，唾脓血，泄利不止者，为难治，麻黄升麻汤主之。

◉ 瓜蒂散

瓜蒂一分（熬黄）　赤小豆一分

上二味，各别捣筛，为散已，合治之，取一钱匕，以香豉一合，用热汤七合，煮作稀糜，去滓，取汁和散，温，顿服之。不吐者，少少加，得快吐，乃止。诸亡血虚家，不可与瓜蒂散。

166 条：病如桂枝证，头不痛，项不强，寸脉微浮，胸中痞硬，气上冲喉咽不得息者，此为胸有寒也，当吐之，宜瓜蒂散。

355 条：病人手足厥冷，脉乍紧者，邪结在胸中，心下满而烦，饥不能食者，病在胸中，当须吐之，宜瓜蒂散。

◉ 吴茱萸汤

吴茱萸一升（洗） 人参三两 生姜六两（切） 大枣十二枚（擘）

上四味，以水七升，煮取二升，去滓，温服七合，日三服。

243 条：食谷欲呕，属阳明也，吴茱萸汤主之。得汤反剧者，属上焦也。

309 条：少阴病，吐利，手足逆冷，烦躁欲死者，吴茱萸汤主之。

378 条：干呕，吐涎沫，头痛者，吴茱萸汤主之。

◉ 黄连阿胶汤

黄连四两 黄芩二两 芍药二两 鸡子黄二枚 阿胶三两（一云：三挺）

上五味，以水六升，先煮三物，取二升，去滓；内胶烊尽，小冷，内鸡子黄，搅冷相得，温服七合，日三服。

303 条：少阴病，得之二三日以上，心中烦，不得卧，黄连阿胶汤主之。

◉ 桃花汤

赤石脂一斤（一半全用，一半筛用） 干姜一两 粳米一升

上三味，以水七升，煮米令熟，去滓，温服七合；内赤石脂末方寸匕，日三服。若一服愈，余勿服。

306 条：少阴病，下利，便脓血者，桃花汤主之。

307 条：少阴病，二三日至四五日，腹痛，小便不利，下利不止，便脓血者，桃花汤主之。

◉ 半夏散及汤

半夏（洗） 桂枝（去皮） 甘草（炙）

上三味，等分。各别捣筛已，合治之，白饮和，服方寸匕，日三服。若不能服散者，以水一升，煎七沸，内散两方寸匕，更煮三沸，下火令小冷，少少咽之。半夏有毒，不当散服。

313 条：少阴病，咽中痛，半夏散及汤主之。

⊙ 猪肤汤

猪肤一斤

上一味，以水一斗，煮取五升，去滓，加白蜜一升，白粉五合，熬香，和令相得，温分六服。

310 条：少阴病，下利，咽痛，胸满，心烦，猪肤汤主之。

⊙ 甘草汤

甘草二两

上一味，以水三升，煮取一升半，去滓，温服七合，日二服。

◉ 桔梗汤

桔梗一两　甘草二两

上二味，以水三升，煮取一升，去滓，温分再服。

311 条：少阴病二三日，咽痛者，可与甘草汤；不差，与桔梗汤。

◉ 苦酒汤

半夏十四枚（洗，破如枣核）　鸡子一枚（去黄，内上苦酒，着鸡子壳中）

上二味，内半夏著苦酒中，以鸡子壳置刀环中，安火上，令三沸，去滓，少少含咽之，不差，更作三剂。

312 条：少阴病，咽中伤，生疮，不能语言，声不出者，苦酒汤主之。

◉ 乌梅丸

乌梅三百枚　细辛六两　干姜十两　黄连十六两　当归四两　附子六两（炮，去皮）
蜀椒四两（出汗）　桂枝六两（去皮）　人参六两　黄柏六两

上十味，异捣筛，合治之，以苦酒渍乌梅一宿，去核，蒸之五斗米下，饭熟捣成泥，和药令相得，内臼中，与蜜杵二千下，丸如梧桐子大，先食饮服十丸，日三服，稍加至二十丸。禁生冷、滑物、臭食等。

338 条：伤寒，脉微而厥，至七八日肤冷，其人躁无暂安时者，此为藏厥，非蚘厥也。蚘厥者，其人当吐蚘。今病者静而复时烦者，此为藏寒。蚘上入其膈，故烦，须臾复止，得食而呕，又烦者，蚘闻食臭出，其人常自吐蚘。蚘厥者，乌梅丸主之，又主久利。

◉ 白头翁汤

白头翁二两　黄柏三两　黄连三两　秦皮三两

上四味，以水七升，煮取二升，去滓，温服一升。不愈，更服一升。

371 条：热利，下重者，白头翁汤主之。

373 条：下利，欲饮水者，以有热故也，白头翁汤主之。

◉ 牡蛎泽泻散

牡蛎（熬）　泽泻　蜀漆（暖水洗，去腥）　葶苈子（熬）　商陆根（熬）　海藻（洗，去咸）　栝楼根各等分

上七味，异捣，下筛为散，更于臼中治之。白饮和，服方寸匕，日三服。小便利，止后服。

395 条：大病差后，从腰以下有水气者，牡蛎泽泻散主之。

◉ 蜜煎导方

食蜜七合

上一味，于铜器内，微火煎，当须凝如饴状，搅之勿令焦着，欲可丸，并手捻作挺，令头锐，大如指，长二寸许，当热时急作，冷则硬。以内谷道中，以手急抱，欲大便时乃去之。

◉ 猪胆汁方

大猪胆一枚

泻汁，和少许法醋，以灌谷道内，如一食顷，当大便出宿食恶物，甚效。

233 条：阳明病，自汗出，若发汗，小便自利者，此为津液内竭，虽硬不可攻之，当须自欲大便，宜蜜煎导而通之。若土瓜根及大猪胆汁，皆可为导。

◉ 烧裈散

妇人中裈近隐处，取烧作灰。

上一味，水和服方寸匕，日三服。小便即利，阴头微肿，此为愈矣。妇人病，取男子裈，烧服。

392 条：伤寒，阴阳易之为病，其人身体重，少气，少腹里急，或引阴中拘挛，热上冲胸，头重不欲举，眼中生花，膝胫拘急者，烧裈散主之。

《伤寒论》条文

辨太阳病脉证并治（上）

1. 太阳之为病，脉浮，头项强痛而恶寒。

2. 太阳病，发热，汗出，恶风，脉缓者，名为中风。

3. 太阳病，或已发热，或未发热，必恶寒，体痛，呕逆，脉阴阳俱紧者，名为伤寒。

4. 伤寒一日，太阳受之，脉若静者，为不传，颇欲吐，若躁烦，脉数急者，为传也。

5. 伤寒二三日，阳明、少阳证不见者，为不传也。

6. 太阳病，发热而渴，不恶寒者，为温病。若发汗已，身灼热者，名风温。风温为病，脉阴阳俱浮，自汗出，身重，多眠睡，鼻息必鼾，语言难出。若被下者，小便不利，直视失溲；若被火者，微发黄色，剧则如惊痫，时瘈疭；若火熏之，一逆尚引日，再逆促命期。

7. 病有发热恶寒者，发于阳也；无热恶寒者，发于阴也。发于阳，七日愈；发于阴，六日愈。以阳数七阴数六故也。

8. 太阳病，头痛至七日以上自愈者，以行其经尽故也。若欲作再经者，针足阳明，使经不传则愈。

9. 太阳病，欲解时，从巳至未上。

10. 风家，表解而不了了者，十二日愈。

11. 病人身大热，反欲得衣者，热在皮肤，寒在骨髓也；身大寒，反不欲近衣者，寒在皮肤，热在骨髓也。

12. 太阳中风，阳浮而阴弱。阳浮者，热自发；阴弱者，汗自出。啬啬恶寒，淅淅恶风，翕翕发热，鼻鸣干呕者，桂枝汤主之。

13. 太阳病，头痛，发热，汗出，恶风，桂枝汤主之。

14. 太阳病，项背强几几，反汗出恶风者，桂枝加葛根汤主之。

15. 太阳病，下之后，其气上冲者，可与桂枝汤，方用前法。若不上冲者，不得与之。

16. 太阳病三日，已发汗，若吐、若下、若温针，仍不解者，此为坏病。桂枝不中与之也。观其脉证，知犯何逆，随证治之。桂枝本为解肌，若其人脉浮紧，发热汗不出者，不可与之也。常须识此，勿令误也。

17. 若酒客病，不可与桂枝汤，得之则呕，以酒客不喜甘故也。

18. 喘家作，桂枝汤加厚朴、杏子佳。

19. 凡服桂枝汤吐者，其后必吐脓血也。

20. 太阳病，发汗，遂漏不止，其人恶风，小便难，四肢微急，难以屈伸者，桂枝加附子汤主之。

21. 太阳病，下之后，脉促胸满者，桂枝去芍药汤主之。

22. 若微恶寒者，桂枝去芍药加附子汤主之。

23. 太阳病，得之八九日，如疟状，发热恶寒，热多寒少，其人不呕，圊便欲自可，一日二三度发。脉微缓者，为欲愈也；脉微而恶寒者，此阴阳俱虚，不可更发汗、更下、更吐也；面色反有热色者，未欲解也，以其不能得小汗出，身必痒，宜桂枝麻黄各半汤。

24. 太阳病，初服桂枝汤，反烦不解者，先刺风池、风府，却与桂枝汤则愈。

25. 服桂枝汤，大汗出，脉洪大者，与桂枝汤，如前法。若形似疟，一日再发者，汗出必解，宜桂枝二麻黄一汤。

26. 服桂枝汤，大汗出后，大烦渴不解，脉洪大者，白虎加人参汤主之。

27. 太阳病，发热恶寒，热多寒少，脉微弱者，此无阳也，不可发汗，宜桂枝二越婢一汤。

28. 服桂枝汤，或下之，仍头项强痛，翕翕发热，无汗，心下满微痛，小便不利者，桂枝去桂加茯苓白术汤主之。

29. 伤寒，脉浮，自汗出，小便数，心烦，微恶寒，脚挛急，反与桂枝欲攻其表，此误也。得之便厥，咽中干，烦躁，吐逆者，作甘草干姜汤与之，以复其阳；若厥愈足温者，更作芍药甘草汤与之，其脚即伸；若胃气不和，谵语者，少与调胃承气汤；若重发汗，复加烧针者，四逆汤主之。

30. 问曰：证象阳旦，按法治之而增剧，厥逆，咽中干，两胫拘急而谵语。师曰：言夜半手足当温，两脚当伸。后如师言，何以知此？答曰：寸口脉浮而大，浮为风，大为虚，风则生微热，虚则两胫挛，病形象桂枝，因加附子参其间，增桂令汗出，附子温经，亡阳故也。厥逆，咽中干，烦躁，阳明内结，谵语烦乱，更饮甘草干姜汤。夜半阳气还，两足当热，胫尚微拘急，重与芍药甘草汤，尔乃胫伸。以承气汤微溏，则止其谵语，故知病可愈。

辨太阳病脉证并治（中）

31. 太阳病，项背强几几，无汗恶风，葛根汤主之。

32. 太阳与阳明合病者，必自下利，葛根汤主之。

33. 太阳与阳明合病，不下利，但呕者，葛根加半夏汤主之。

34. 太阳病，桂枝证，医反下之，利遂不止。脉促者，表未解也，喘而汗出者，葛根黄芩黄连汤主之。

35. 太阳病，头痛发热，身疼腰痛，骨节疼痛，恶风，无汗而喘者，麻黄汤主之。

36. 太阳与阳明合病，喘而胸满者，不可下，宜麻黄汤。

37. 太阳病，十日已去，脉浮细而嗜卧者，外已解也。设胸满胁痛者，与小柴胡汤，脉但浮者，与麻黄汤。

38. 太阳中风，脉浮紧，发热恶寒，身疼痛，不汗出而烦躁者，大青龙汤主之。若脉微弱，汗出恶风者，不可服之。服之则厥逆，筋惕肉瞤，此为逆也。

39. 伤寒，脉浮缓，身不疼但重，乍有轻时，无少阴证者，大青龙汤发之。

40. 伤寒，表不解，心下有水气，干呕，发热而咳，或渴，或利，或噎，或小便不利、少腹满，或喘者，小青龙汤主之。

41. 伤寒，心下有水气，咳而微喘，发热不渴。服汤已，渴者，此寒去欲解也。小青龙汤主之。

42. 太阳病，外证未解，脉浮弱者，当以汗解，宜桂枝汤。

43. 太阳病，下之微喘者，表未解故也，桂枝加厚朴杏子汤主之。

44. 太阳病，外证未解，不可下也，下之为逆。欲解外者，宜桂枝汤。

45. 太阳病，先发汗，不解，而复下之，脉浮者不愈，浮为在外，而反下之，故令不愈。今脉浮，故在外，当须解外则愈，宜桂枝汤。

46. 太阳病，脉浮紧，无汗，发热，身疼痛，八九日不解，表证仍在，此当发其汗。服药已微除，其人发烦，目瞑，剧者必衄，衄乃解。所以然者，阳气重故也。麻黄汤主之。

47. 太阳病，脉浮紧，发热，身无汗，自衄者愈。

48. 二阳并病，太阳初得病时，发其汗，汗先出不彻，因转属阳明，续自微汗出，不恶寒。若太阳病证不罢者，不可下，下之为逆，如此可小发汗。设面色缘缘正赤者，阳气怫郁在表，当解之熏之。若发汗不彻，不足言，阳气怫郁不得越，当汗不汗，其人躁烦，不知痛处，乍在腹中，乍在四肢，按之不可得，其人短气，但坐以汗出不彻故也，更发汗则愈。何以知汗出不彻？以脉涩故知也。

49. 脉浮数者，法当汗出而愈，若下之，身重，心悸者，不可发汗，当自汗出乃解。所以然者，尺中脉微，此里虚，须表里实，津液自和，便自汗出愈。

50. 脉浮紧者，法当身疼痛，宜以汗解之。假令尺中迟者，不可发汗。何以知然？以荣气不足，血少故也。

51. 脉浮者，病在表，可发汗，宜麻黄汤。

52. 脉浮而数者，可发汗，宜麻黄汤。

53. 病常自汗出者，此为荣气和，荣气和者，外不谐，以卫气不共荣气谐和故尔。以荣行脉中，卫行脉外。复发其汗，荣卫和则愈，宜桂枝汤。

54. 病人藏无他病，时发热自汗出而不愈者，此卫气不和也，先其时发汗则愈，宜桂枝汤。

55. 伤寒，脉浮紧，不发汗，因致衄者，麻黄汤主之。

56. 伤寒，不大便六七日，头痛有热者，与承气汤。其小便清者，知不在里，仍在表也，当须发汗。若头痛者，必衄，宜桂枝汤。

57. 伤寒，发汗已解，半日许复烦，脉浮数者，可更发汗，宜桂枝汤。

58. 凡病，若发汗，若吐，若下，若亡血、亡津液，阴阳自和者，必自愈。

59. 大下之后，复发汗，小便不利者，亡津液故也。勿治之，得小便利，必自愈。

60. 下之后，复发汗，必振寒，脉微细。所以然者，以内外俱虚故也。

61. 下之后，复发汗，昼日烦躁不得眠，夜而安静，不呕，不渴，无表证，脉沉微，身无大热者，干姜附子汤主之。

62. 发汗后，身疼痛，脉沉迟者，桂枝加芍药生姜各一两人参三两新加汤主之。

63. 发汗后，不可更行桂枝汤，汗出而喘，无大热者，可与麻黄杏仁甘草石膏汤。

64. 发汗过多，其人叉手自冒心，心下悸，欲得按者，桂枝甘草汤主之。

65. 发汗后，其人脐下悸者，欲作奔豚，茯苓桂枝甘草大枣汤主之。

66. 发汗后，腹胀满者，厚朴生姜半夏甘草人参汤主之。

67. 伤寒，若吐、若下后，心下逆满，气上冲胸，起则头眩，脉沉紧，发汗则动经，身为振振摇者，茯苓桂枝白术甘草汤主之。

68. 发汗病不解，反恶寒者，虚故也，芍药甘草附子汤主之。

69. 发汗，若下之，病仍不解，烦躁者，茯苓四逆汤主之。

70. 发汗后，恶寒者，虚故也；不恶寒，但热者，实也，当和胃气，与调胃承气汤。

71. 太阳病，发汗后，大汗出，胃中干，烦躁不得眠，欲得饮水者，少少与饮之，令胃气和则愈。若脉浮，小便不利，微热消渴者，五苓散主之。

72. 发汗已，脉浮数，烦渴者，五苓散主之。

73. 伤寒，汗出而渴者，五苓散主之。不渴者，茯苓甘草汤主之。

74. 中风发热，六七日不解而烦，有表里证，渴欲饮水，水入则吐者，名曰水逆，五苓散主之。

75. 未持脉时，病人手叉自冒心，师因教试令咳，而不咳者，此必两耳聋无闻也。所以然者，以重发汗，虚故如此。发汗后，饮水多必喘，以水灌之亦喘。

76. 发汗后，水药不得入口为逆，若更发汗，必吐下不止。发汗吐下后，虚烦不得眠，若剧者，必反复颠倒，心中懊侬，栀子豉汤主之；若少气者，栀子甘草豉汤主之；若呕者，栀子生姜豉汤主之。

77. 发汗若下之，而烦热胸中窒者，栀子豉汤主之。

78. 伤寒五六日，大下之后，身热不去，心中结痛者，未欲解也，栀子豉汤主之。

79. 伤寒下后，心烦腹满，卧起不安者，栀子厚朴汤主之。

80. 伤寒，医以丸药大下之，身热不去，微烦者，栀子干姜汤主之。

81. 凡用栀子汤，病人旧微溏者，不可与服之。

82. 太阳病发汗，汗出不解，其人仍发热，心下悸，头眩，身瞤动，振振欲擗地者，真武汤主之。

83. 咽喉干燥者，不可发汗。

84. 淋家，不可发汗，汗出必便血。

85. 疮家，虽身疼痛，不可发汗，发汗则痉。

86. 衄家，不可发汗，汗出必额上陷，脉急紧，直视不能眴，不得眠。

87. 亡血家，不可发汗，发汗则寒栗而振。

88. 汗家，重发汗，必恍惚心乱，小便已阴疼，与禹余粮丸。

89. 病人有寒，复发汗，胃中冷，必吐蚘。

90. 本发汗，而复下之，此为逆也；若先发汗，治不为逆。本先下之，而反汗之，为逆；若先下之，治不为逆。

91. 伤寒，医下之，续得下利，清谷不止，身疼痛者，急当救里；后身疼痛，清便自调者，急当救表。救里宜四逆汤，救表宜桂枝汤。

92. 病发热头痛，脉反沉，若不差，身体疼痛，当救其里，宜四逆汤。

93. 太阳病，先下而不愈，因复发汗，以此表里俱虚，其人因致冒，冒家汗出自愈。所以然者，汗出表和故也，里未和，然后复下之。

94. 太阳病未解，脉阴阳俱停，必先振栗，汗出而解。但阳脉微者，先汗出而解；但阴脉微者，下之而解。若欲下之，宜调胃承气汤。

95. 太阳病，发热汗出者，此为荣弱卫强，故使汗出，欲救邪风者，宜桂枝汤。

96. 伤寒五六日，中风，往来寒热，胸胁苦满，嘿嘿不欲饮食，心烦喜呕，或胸中烦而不呕，或渴，或腹中痛，或胁下痞硬，或心下悸、小便不利，或不渴、身有微热，或咳者，小柴胡汤主之。

97. 血弱气尽，腠理开，邪气因入，与正气相搏，结于胁下。正邪分争，往来寒热，休作有时，嘿嘿不欲饮食，藏府相连，其痛必下，邪高痛下，故使呕也，小柴胡汤主之。服柴胡汤已，渴者属阳明，以法治之。

98. 得病六七日，脉迟浮弱，恶风寒，手足温，医二三下之，不能食，而胁下满痛，面目及身黄，颈项强，小便难者，与柴胡汤，后必下重。本渴，饮水而呕者，柴胡汤不中与也，食谷者哕。

99. 伤寒四五日，身热恶风，颈项强，胁下满，手足温而渴者，小柴胡汤主之。

100. 伤寒，阳脉涩，阴脉弦，法当腹中急痛，先与小建中汤，不差者，小柴胡汤主之。

101. 伤寒中风，有柴胡证，但见一证便是，不必悉具。凡柴胡汤病证而下之，若柴胡证不罢者，复与柴胡汤，必蒸蒸而振，却复发热汗出而解。

102. 伤寒二三日，心中悸而烦者，小建中汤主之。

103. 太阳病，过经十余日，反二三下之，后四五日，柴胡证仍在者，先与小柴胡。呕不止，心下急，郁郁微烦者，为未解也，与大柴胡汤，下之则愈。

104. 伤寒十三日，不解，胸胁满而呕，日晡所发潮热，已而微利，此本柴胡证，下之以不得利，今反利者，知医以丸药下之，此非其治也。潮热者，实也。先宜服小柴胡汤以解外，后以柴胡加芒硝汤主之。

105. 伤寒十三日，过经谵语者，以有热也，当以汤下之。若小便利者，大便当硬，而反下利，脉调和者，知医以丸药下之，非其治也。若自下利者，脉当微厥；今反和者，此为内实也。调胃承气汤主之。

106. 太阳病不解，热结膀胱，其人如狂，血自下，下者愈。其外不解者，尚未可攻，当先解其外；外解已，但少腹急结者，乃可攻之，宜桃核承气汤。

107. 伤寒八九日，下之，胸满烦惊，小便不利，谵语，一身尽重，不可转侧者，柴胡加龙骨牡蛎汤主之。

108. 伤寒，腹满谵语，寸口脉浮而紧，此肝乘脾也，名曰纵，刺期门。

109. 伤寒发热，啬啬恶寒，大渴欲饮水，其腹必满，自汗出，小便利，其病欲解，此肝乘肺也，名曰横，刺期门。

110. 太阳病二日，反躁，反（凡）熨其背而大汗出，大热入胃，胃中水竭，躁烦，必发谵语；十余日，振栗，自下利者，此为欲解也。故其汗从腰以下不得汗，欲小便不得，反呕，欲失溲，足下恶风，大便硬，小便当数，而反不数及不多；大便已，头卓然而痛，其人足心必热，谷气下流故也。

111. 太阳病中风，以火劫发汗，邪风被火热，血气流溢，失其常度。两阳相熏灼，其身发黄，阳盛则欲衄，阴虚小便难，阴阳俱虚竭，身体则枯燥。但头汗出，剂颈而还，腹满微喘，口干咽烂，或不大便。久则谵语，甚者至哕，手足躁扰，捻衣摸床，小便利者，其人可治。

112. 伤寒脉浮，医以火迫劫之，亡阳必惊狂，卧起不安者，桂枝去芍药加蜀漆牡蛎龙骨救逆汤主之。

113. 形作伤寒，其脉不弦紧而弱。弱者必渴，被火必谵语。弱者发热脉浮，解之当汗出愈。

114. 太阳病，以火熏之，不得汗，其人必躁。到经不解，必清血，名为火邪。

115. 脉浮热甚，而反灸之，此为实。实以虚治，因火而动，必咽燥吐血。

116. 微数之脉，慎不可灸。因火为邪，则为烦逆，追虚逐实，血散脉中，火气虽微，内攻有力，焦骨伤筋，血难复也。脉浮，宜以汗解，用火灸之，邪无从出，因火而盛，病从腰以下，必重而痹，名火逆也。欲自解者，必当先烦，烦乃有汗而解，何以知之？脉浮，故知汗出解。

117. 烧针令其汗，针处被寒，核起而赤者，必发奔豚。气从少腹上冲心者，灸其核上各一壮，与桂枝加桂汤，更加桂二两也。

118. 火逆下之，因烧针烦躁者，桂枝甘草龙骨牡蛎汤主之。

119. 太阳伤寒者，加温针，必惊也。

120. 太阳病，当恶寒发热，今自汗出，反不恶寒发热，关上脉细数者，以医吐之过也。一二日吐之者，腹中饥，口不能食；三四日吐之者，不喜糜粥，欲食冷食，朝食暮吐。以医吐之所致也，此为小逆。

121. 太阳病吐之，但太阳病当恶寒，今反不恶寒，不欲近衣，此为吐之内烦也。

122. 病人脉数，数为热，当消谷引食，而反吐者，此以发汗，令阳气微，膈气虚，脉乃数也。数为客热。不能消谷，以胃中虚冷，故吐也。

123. 太阳病，过经十余日，心下温温欲吐，而胸中痛，大便反溏，腹微满，郁郁微烦，先此时自极吐下者，与调胃承气汤。若不尔者，不可与。但欲呕，胸中痛，微溏者，此非柴胡汤证，以呕，故知极吐下也。

124. 太阳病六七日，表证仍在，脉微而沉，反不结胸，其人发狂者，以热在下焦，少腹当硬满，小便自利者，下血乃愈。所以然者，以太阳随经，瘀热在里故也，抵当汤主之。

125. 太阳病，身黄，脉沉结，少腹硬，小便不利者，为无血也。小便自利，其人如狂者，血证谛也，抵当汤主之。

126. 伤寒有热，少腹满，应小便不利，今反利者，为有血也。当下之，不可余药，宜抵当丸。

127. 太阳病，小便利者，以饮水多，必心下悸；小便少者，必苦里急也。

辨太阳病脉证并治（下）

128. 问曰：病有结胸，有脏结，其状何如？答曰：按之痛，寸脉浮，关脉沉，名曰结胸也。

129. 何谓脏结？答曰：如结胸状，饮食如故，时时下利，寸脉浮，关脉小细沉紧，名曰脏结，舌上白胎滑者，难治。

130. 脏结无阳证，不往来寒热，其人反静，舌上胎滑者，不可攻也。

131. 病发于阳而反下之，热入因作结胸；病发于阴而反下之，因作痞也。所以成结胸者，以下之太早故也。结胸者，项亦强，如柔痉状，下之则和，宜大陷胸丸。

132. 结胸证，其脉浮大者，不可下，下之则死。

133. 结胸证悉具，烦躁者亦死。

134. 太阳病，脉浮而动数，浮则为风，数则为热，动则为痛，数则为虚。头痛发热，微盗汗出，而反恶寒者，表未解也。医反下之，动数变迟，膈内拒痛，胃中空虚，客气动膈，短气躁烦，心中懊侬，阳气内陷，心下因硬，则为结胸，大陷胸汤主之。若不结胸，但头汗出，余处无汗，剂颈而还，小便不利，身必发黄。

135. 伤寒六七日，结胸热实，脉沉而紧，心下痛，按之石硬者，大陷胸汤主之。

136. 伤寒十余日，热结在里，复往来寒热者，与大柴胡汤；但结胸，无大热者，此为水结在胸胁也，但头微汗出者，大陷胸汤主之。

137. 太阳病，重发汗而复下之，不大便五六日，舌上燥而渴，日晡所小有潮热。从心下至少腹硬满而痛不可近者，大陷胸汤主之。

138. 小结胸病，正在心下，按之则痛，脉浮滑者，小陷胸汤主之。

139. 太阳病二三日，不能卧，但欲起，心下必结，脉微弱者，此本有寒分也。反下之，若利止，必作结胸；未止者，四日复下之，此作协热利也。

140. 太阳病下之，其脉促，不结胸者，此为欲解也；脉浮者，必结胸；脉紧者，必咽痛；脉弦者，必两胁拘急；脉细数者，头痛未止；脉沉紧者，必欲呕；脉沉滑者，协热利；脉浮滑者，必下血。

141. 病在阳，应以汗解之，反以冷水潠之，若灌之，其热被劫，不得去，弥更益烦，肉上粟起，意欲饮水，反不渴者，服文蛤散；若不差者，与五苓散。寒实结胸，无热证者，与三物白散。

142. 太阳与少阳并病，头项强痛，或眩冒，时如结胸，心下痞硬者，当刺大椎第一间、肺俞、肝俞，慎不可发汗；发汗则谵语，脉弦，五日谵语不止，当刺期门。

143. 妇人中风，发热恶寒，经水适来，得之七八日，热除而脉迟身凉，胸胁下满，如结胸状，谵语者，此为热入血室也。当刺期门，随其实而泻之。

144. 妇人中风七八日，续得寒热，发作有时，经水适断者，此为热入血室。其血必结，故使如疟状，发作有时，小柴胡汤主之。

145. 妇人伤寒，发热，经水适来，昼日明了，暮则谵语，如见鬼状者，此为热入血室，无犯胃气及上二焦，必自愈。

146. 伤寒六七日，发热，微恶寒，支节烦疼，微呕，心下支结，外证未去者，柴胡桂枝汤主之。

147. 伤寒五六日，已发汗而复下之，胸胁满，微结，小便不利，渴而不呕，但头汗出，往来寒热，心烦者，此为未解也，柴胡桂枝干姜汤主之。

148. 伤寒五六日，头汗出，微恶寒，手足冷，心下满，口不欲食，大便硬，脉细者，此为阳微结，必有表，复有里也。脉沉，亦在里也。汗出为阳微，假令纯阴结，不得复有外证，悉入在里，此为半在里半在外也。脉虽沉紧，不得为少阴病，所以然者，阴不得有汗，今头汗出，故知非少阴也，可与小柴胡汤。设不了了者，得屎而解。

149. 伤寒五六日，呕而发热者，柴胡汤证具，而以他药下之，柴胡证仍在者，复与柴胡汤。此虽已下之，不为逆，必蒸蒸而振，却发热汗出而解。若心下满而硬痛者，此为结胸也，大陷胸汤主之。但满而不痛者，此为痞，柴胡不中与之，宜半夏泻心汤。

150. 太阳少阳并病，而反下之，成结胸，心下硬，下利不止，水浆不下，其人心烦。

151. 脉浮而紧，而复下之，紧反入里，则作痞。按之自濡，但气痞耳。

152. 太阳中风，下利，呕逆，表解者，乃可攻之。其人漐漐汗出，发作有时，头痛，心下痞硬满，引胁下痛，干呕短气，汗出，不恶寒者，此表解里未和也。十枣汤主之。

153. 太阳病，医发汗，遂发热恶寒，因复下之，心下痞，表里俱虚，阴阳气并竭，无阳则阴独。复加烧针，因胸烦，面色青黄，肤瞤者，难治。今色微黄，手足温者，易愈。

154. 心下痞，按之濡，其脉关上浮者，大黄黄连泻心汤主之。

155. 心下痞，而复恶寒汗出者，附子泻心汤主之。

156. 本以下之，故心下痞，与泻心汤；痞不解，其人渴而口燥，烦，小便不利者，五苓散主之。

157. 伤寒汗出，解之后，胃中不和，心下痞硬，干噫食臭，胁下有水气，腹中雷鸣，下利者，生姜泻心汤主之。

158. 伤寒中风，医反下之，其人下利，日数十行，谷不化，腹中雷鸣，心下痞硬而满，干呕，心烦不得安。医见心下痞，谓病不尽，复下之，其痞益甚。此非结热，但以胃中虚，客气上逆，故使硬也，甘草泻心汤主之。

159. 伤寒，服汤药，下利不止，心下痞硬。服泻心汤已，复以他药下之，利不止。医以理中与之，利益甚。理中者，理中焦，此利在下焦，赤石脂禹余粮汤主之。复不止者，当利其小便。

160. 伤寒，吐下后，发汗，虚烦，脉甚微，八九日，心下痞硬，胁下痛，气上冲咽喉，眩冒，经脉动惕者，久而成痿。

161. 伤寒发汗，若吐，若下，解后，心下痞硬，噫气不除者，旋覆代赭汤主之。

162. 下后，不可更行桂枝汤，若汗出而喘，无大热者，可与麻黄杏子甘草石膏汤。

163. 太阳病，外证未除，而数下之，遂协热而利，利下不止，心下痞硬，表里不解者，桂枝人参汤主之。

164. 伤寒，大下后，复发汗，心下痞，恶寒者，表未解也，不可攻痞，当先解表，表解乃可攻痞。解表宜桂枝汤，攻痞宜大黄黄连泻心汤。

165. 伤寒发热，汗出不解，心中痞硬，呕吐而下利者，大柴胡汤主之。

166. 病如桂枝证，头不痛，项不强，寸脉微浮，胸中痞硬，气上冲喉咽不得息者，此为胸有寒也。当吐之，宜瓜蒂散。

167. 病胁下素有痞，连在脐旁，痛引少腹，入阴筋者，此名脏结，死。

168. 伤寒，若吐、若下后，七八日不解，热结在里，表里俱热，时时恶风，大渴，舌上干燥而烦，欲饮水数升者，白虎加人参汤主之。

169. 伤寒，无大热，口燥渴，心烦，背微恶寒者，白虎加人参汤主之。

170. 伤寒，脉浮，发热无汗，其表不解，不可与白虎汤，渴欲饮水无表证者，白虎加人参汤主之。

171. 太阳少阳并病，心下硬，颈项强而眩者，当刺大椎、肺俞、肝俞，慎勿下之。

172. 太阳与少阳合病，自下利者，与黄芩汤；若呕者，黄芩加半夏生姜汤主之。

173. 伤寒，胸中有热，胃中有邪气，腹中痛，欲呕吐者，黄连汤主之。

174. 伤寒八九日，风湿相搏，身体疼烦，不能自转侧，不呕不渴，脉浮虚而涩者，桂枝附子汤主之。若其人大便硬，小便自利者，去桂加白术汤主之。

175. 风湿相搏，骨节疼烦，掣痛不得屈伸，近之则痛剧，汗出短气，小便不利，恶风不欲去衣，或身微肿者，甘草附子汤主之。

176. 伤寒，脉浮滑，此表有热，里有寒，白虎汤主之。

177. 伤寒，脉结代，心动悸，炙甘草汤主之。

178. 脉按之来缓，时一止复来者，名曰结。又脉来动而中止，更来小数，中有还者反动，名曰结，阴也。脉来动而中止，不能自还，因而复动者，名曰代，阴也。得此脉者，必难治。

辨阳明病脉证并治

179. 问曰：病有太阳阳明，有正阳阳明，有少阳阳明，何谓也？答曰：太阳阳明者，脾约是也；正阳阳明者，胃家实是也；少阳阳明者，发汗利小便已，胃中燥烦实，大便难是也。

180. 阳明之为病，胃家实是也。

181. 问曰：何缘得阳明病？答曰：太阳病，若发汗，若下，若利小便，此亡津液，胃中干燥，因转属阳明，不更衣，内实，大便难者，此名阳明也。

182. 问曰：阳明病外证云何？答曰：身热，汗自出，不恶寒，反恶热也。

183. 问曰：病有得之一日，不发热而恶寒者，何也？答曰：虽得之一日，恶寒将自罢，即自汗出而恶热也。

184. 问曰：恶寒何故自罢？答曰：阳明居中主土也，万物所归，无所复传，始虽恶寒，二日自止，此为阳明病也。

185. 本太阳，初得病时，发其汗，汗先出不彻，因转属阳明也。伤寒，发热无汗，呕不能食，而反汗出濈濈然者，是转属阳明也。

186. 伤寒三日，阳明脉大。

187. 伤寒，脉浮而缓，手足自温者，是为系在太阴。太阴者，身当发黄，若小便自利者，不能发黄。至七八日，大便硬者，为阳明病也。

188. 伤寒转系阳明者，其人濈然微汗出也。

189. 阳明中风，口苦咽干，腹满微喘，发热恶寒，脉浮而紧。若下之，则腹满，小便难也。

190. 阳明病，若能食，名中风；不能食，名中寒。

191. 阳明病，若中寒者，不能食，小便不利，手足濈然汗出，此欲作固瘕，必大便初硬后溏。所以然者，以胃中冷，水谷不别故也。

192. 阳明病，初欲食，小便反不利，大便自调，其人骨节疼，翕翕如有热状，奄然发狂，濈然汗出而解者，此水不胜谷气，与汗共并，脉紧则愈。

193. 阳明病，欲解时，从申至戌上。

194. 阳明病，不能食，攻其热必哕，所以然者，胃中虚冷故也。以其人本虚，攻其热必哕。

195. 阳明病，脉迟，食难用饱，饱则微烦头眩，必小便难，此欲作谷瘅。虽下之，腹满如故，所以然者，脉迟故也。

196. 阳明病，法多汗，反无汗，其身如虫行皮中状者，此以久虚故也。

197. 阳明病，反无汗，而小便利，二三日呕而咳，手足厥者，必苦头痛。若不咳，不呕，手足不厥者，头不痛。

198. 阳明病，但头眩，不恶寒，故能食而咳，其人咽必痛，若不咳者，咽不痛。

199. 阳明病，无汗，小便不利，心中懊憹者，身必发黄。

200. 阳明病，被火，额上微汗出，而小便不利者，必发黄。

201. 阳明病，脉浮而紧者，必潮热，发作有时，但浮者，必盗汗出。

202. 阳明病，口燥，但欲漱水，不欲咽者，此必衄。

203. 阳明病，本自汗出，医更重发汗，病已差，尚微烦不了了者，此必大便硬故也。以亡津液，胃中干燥，故令大便硬。当问其小便日几行，若本小便日三四行，今日再行，故知大便不久出。今为小便数少，以津液当还入胃中，故知不久必大便也。

204. 伤寒呕多，虽有阳明证，不可攻之。

205. 阳明病，心下硬满者，不可攻之。攻之，利遂不止者死，利止者愈。

206. 阳明病，面合色赤，不可攻之，必发热，色黄者，小便不利也。

207. 阳明病，不吐不下，心烦者，可与调胃承气汤。

208. 阳明病，脉迟，虽汗出，不恶寒者，其身必重，短气，腹满而喘，有潮热者，此外欲解，可攻里也。手足濈然汗出者，此大便已硬也，大承气汤主之。若汗多，微发热恶寒者，外未解也，其热不潮，未可与承气汤；若腹大满不通者，可与小承气汤，微和胃气，勿令至大泄下。

209. 阳明病，潮热，大便微硬者，可与大承气汤；不硬者，不可与之。若不大便六七日，恐有燥屎，欲知之法，少与小承气汤，汤入腹中，转失气者，此有燥屎也，乃可攻之。若不转失气者，此但初头硬，后必溏，不可攻之，攻之必胀满不能食也。欲饮水者，与水则哕。其后发热者，必大便复硬而少也，以小承气汤和之。不转失气者，慎不可攻也。

210. 夫实则谵语，虚则郑声。郑声者，重语也。直视，谵语，喘满者，死；下利者，亦死。

211. 发汗多，重发汗者，亡其阳，谵语，脉短者死；脉自和者，不死。

212. 伤寒，若吐、若下后，不解，不大便五六日，上至十余日，日晡所发潮热，不恶寒，独语如见鬼状。若剧者，发则不识人，循衣摸床，惕而不安，微喘直视，脉弦者生，涩者死，微者，但发热谵语者，大承气汤主之。若一服利，则止后服。

213. 阳明病，其人多汗，以津液外出，胃中燥，大便必硬，硬则谵语，小承气汤主之。若

　　一服谵语止者，更莫复服。

214. 阳明病，谵语，发潮热，脉滑而疾者，小承气汤主之。因与承气汤一升，腹中转气者，更服一升。若不转气者，勿更与之；明日又不大便，脉反微涩者，里虚也，为难治，不可更与承气汤也。

215. 阳明病，谵语，有潮热，反不能食者，胃中必有燥屎五六枚也。若能食者，但硬耳，宜大承气汤下之。

216. 阳明病，下血谵语者，此为热入血室，但头汗出者，刺期门，随其实而泻之，濈然汗出则愈。

217. 汗出，谵语者，以有燥屎在胃中，此为风也。须下者，过经乃可下之。下之若早，语言必乱，以表虚里实故也。下之愈，宜大承气汤。

218. 伤寒四五日，脉沉而喘满，沉为在里。而反发其汗，津液越出，大便为难。表虚里实，久则谵语。

219. 三阳合病，腹满身重，难以转侧，口不仁，面垢，谵语，遗尿。发汗则谵语，下之则额上生汗，手足逆冷。若自汗出者，白虎汤主之。

220. 二阳并病，太阳证罢，但发潮热，手足絷絷汗出，大便难而谵语者，下之则愈，宜大承气汤。

221. 阳明病，脉浮而紧，咽燥口苦，腹满而喘，发热汗出，不恶寒，反恶热，身重。若发汗则躁，心愦愦，反谵语。若加温针，必怵惕，烦躁不得眠。若下之，则胃中空虚，客气动膈，心中懊憹，舌上胎者。栀子豉汤主之。

222. 若渴欲饮水，口干舌燥者，白虎加人参汤主之。

223. 若脉浮，发热，渴欲饮水，小便不利者，猪苓汤主之。

224. 阳明病，汗出多而渴者，不可与猪苓汤。以汗多胃中燥，猪苓汤复利其小便故也。

225. 脉浮而迟，表热里寒，下利清谷者，四逆汤主之。

226. 若胃中虚冷，不能食者，饮水则哕。

227. 脉浮，发热，口干鼻燥，能食者则衄。

228. 阳明病，下之，其外有热，手足温，不结胸，心中懊憹，饥不能食，但头汗出者，栀子豉汤主之。

229. 阳明病，发潮热，大便溏，小便自可，胸胁满不去者，与小柴胡汤。

230. 阳明病，胁下硬满，不大便而呕，舌上白胎者，可与小柴胡汤。上焦得通，津液得下，胃气因和，身濈然汗出而解。

231. 阳明中风，脉弦浮大而短气，腹都满，胁下及心痛，久按之气不通，鼻干，不得汗，嗜卧，一身及目悉黄，小便难，有潮热，时时哕，耳前后肿。刺之小差，外不解。病过十日，脉续浮者，与小柴胡汤。

232. 脉但浮，无余证者，与麻黄汤；若不尿，腹满加哕者，不治。

233. 阳明病，自汗出，若发汗，小便自利者，此为津液内竭，虽硬不可攻之，当须自欲大便，宜蜜煎导而通之。若土瓜根及大猪胆汁，皆可为导。

234. 阳明病，脉迟，汗出多，微恶寒者，表未解也，可发汗，宜桂枝汤。

235. 阳明病，脉浮，无汗而喘者，发汗则愈，宜麻黄汤。

236. 阳明病，发热汗出者，此为热越，不能发黄也。但头汗出，身无汗，剂颈而还，小便不利，渴引水浆者，此为瘀热在里，身必发黄，茵陈蒿汤主之。

237. 阳明证，其人喜忘者，必有蓄血。所以然者，本有久瘀血，故令喜忘。屎虽硬，大便反易，其色必黑者，宜抵当汤下之。

238. 阳明病，下之，心中懊恼而烦，胃中有燥屎者，可攻。腹微满，初头硬，后必溏，不可攻之。若有燥屎者，宜大承气汤。

239. 病人不大便五六日，绕脐痛，烦躁，发作有时者，此有燥屎，故使不大便也。

240. 病人烦热，汗出则解，又如疟状，日晡所发热者，属阳明也。脉实者，宜下之；脉浮虚者，宜发汗。下之，与大承气汤；发汗，宜桂枝汤。

241. 大下后，六七日不大便，烦不解，腹满痛者，此有燥屎也。所以然者，本有宿食故也，宜大承气汤。

242. 病人小便不利，大便乍难乍易，时有微热，喘冒不能卧者，有燥屎也。

243. 食谷欲呕，属阳明也，吴茱萸汤主之。得汤反剧者，属上焦也。

244. 太阳病，寸缓关浮尺弱，其人发热汗出，复恶寒，不呕，但心下痞者，此以医下之也。如其不下者，病人不恶寒而渴者，此转属阳明也。小便数者，大便必硬，不更衣十日，无所苦也。渴欲饮水，少少与之，但以法救之；渴者，宜五苓散。

245. 脉阳微而汗出少者，为自和也，汗出多者，为太过。阳脉实，因发其汗，出多者，亦为太过。太过者，为阳绝于里，亡津液，大便因硬也。

246. 脉浮而芤，浮为阳，芤为阴，浮芤相搏，胃气生热，其阳则绝。

247. 趺阳脉浮而涩，浮则胃气强，涩则小便数。浮涩相搏，大便则硬，其脾为约，麻子仁丸主之。

248. 太阳病三日，发汗不解，蒸蒸发热者，属胃也，调胃承气汤主之。

249. 伤寒吐后，腹胀满者，与调胃承气汤。

250. 太阳病，若吐、若下、若发汗后，微烦，小便数，大便因硬者，与小承气汤，和之愈。

251. 得病二三日，脉弱，无太阳、柴胡证，烦躁，心下硬。至四五日，虽能食，以小承气汤，少少与，微和之，令小安，至六日，与承气汤一升。若不大便六七日，小便少者，虽不能食，但初头硬，后必溏，未定成硬，攻之必溏。须小便利，屎定硬，乃可攻之，宜大承气汤。

252. 伤寒六七日，目中不了了，睛不和，无表里证，大便难，身微热者，此为实也。急下之，宜大承气汤。

253. 阳明病，发热汗多者，急下之，宜大承气汤。

254. 发汗不解，腹满痛者，急下之，宜大承气汤。

255. 腹满不减，减不足言，当下之，宜大承气汤。

256. 阳明少阳合病，必下利，其脉不负者，为顺也。负者，失也，互相克贼，名为负也。

脉滑而数者，有宿食也，当下之，宜大承气汤。

257. 病人无表里证，发热七八日，虽脉浮数者，可下之。假令已下，脉数不解，合热则消谷喜饥，至六七日不大便者，有瘀血，宜抵当汤。

258. 若脉数不解，而下不止，必协热便脓血也。

259. 伤寒，发汗已，身目为黄。所以然者，以寒湿在里不解故也。以为不可下也，于寒湿中求之。

260. 伤寒七八日，身黄如橘子色，小便不利，腹微满者，茵陈蒿汤主之。

261. 伤寒，身黄，发热，栀子檗皮汤主之。

262. 伤寒，瘀热在里，身必黄，麻黄连轺赤小豆汤主之。

辨少阳病脉证并治

263. 少阳之为病，口苦，咽干，目眩也。

264. 少阳中风，两耳无所闻，目赤，胸中满而烦者，不可吐下，吐下则悸而惊。

265. 伤寒，脉弦细，头痛发热者，属少阳。少阳不可发汗，发汗则谵语。此属胃，胃和则愈；胃不和，烦而悸。

266. 本太阳病不解，转入少阳者，胁下硬满，干呕不能食，往来寒热。尚未吐下，脉沉紧者，与小柴胡汤。

267. 若已吐、下、发汗、温针，谵语，柴胡汤证罢，此为坏病。知犯何逆，以法治之。

268. 三阳合病，脉浮大，上关上，但欲眠睡，目合则汗。

269. 伤寒六七日，无大热，其人躁烦者，此为阳去入阴故也。

270. 伤寒三日，三阳为尽，三阴当受邪，其人反能食而不呕，此为三阴不受邪也。

271. 伤寒三日，少阳脉小者，欲已也。

272. 少阳病，欲解时，从寅至辰上。

辨太阴病脉证并治

273. 太阴之为病，腹满而吐，食不下，自利益甚，时腹自痛。若下之，必胸下结硬。

274. 太阴中风，四肢烦疼，阳微阴涩而长者，为欲愈。

275. 太阴病，欲解时，从亥至丑上。

276. 太阴病，脉浮者，可发汗，宜桂枝汤。

277. 自利不渴者，属太阴，以其藏有寒故也。当温之，宜服四逆辈。

278. 伤寒脉浮而缓，手足自温者，系在太阴。太阴当发身黄，若小便自利者，不能发黄。至七八日，虽暴烦，下利日十余行，必自止，以脾家实，腐秽当去故也。

279. 本太阳病，医反下之，因尔腹满时痛者，属太阴也，桂枝加芍药汤主之。大实痛者，桂枝加大黄汤主之。

280. 太阴为病，脉弱，其人续自便利，设当行大黄、芍药者，宜减之。以其人胃气弱，易动故也。

辨少阴病脉证并治

281. 少阴之为病，脉微细，但欲寐也。

282. 少阴病，欲吐不吐，心烦，但欲寐，五六日自利而渴者，属少阴也，虚故引水自救。若小便色白者，少阴病形悉具。小便白者，以下焦虚有寒，不能制水，故令色白也。

283. 病人脉阴阳俱紧，反汗出者，亡阳也，此属少阴，法当咽痛而复吐利。

284. 少阴病，咳而下利，谵语者，被火气劫故也；小便必难，以强责少阴汗也。

285. 少阴病，脉细沉数，病为在里，不可发汗。

286. 少阴病，脉微，不可发汗，亡阳故也，阳已虚，尺脉弱涩者，复不可下之。

287. 少阴病，脉紧，至七八日，自下利，脉暴微，手足反温，脉紧反去者，为欲解也，虽烦，下利必自愈。

288. 少阴病，下利，若利自止，恶寒而蜷卧，手足温者，可治。

289. 少阴病，恶寒而蜷，时自烦，欲去衣被者，可治。

290. 少阴中风，脉阳微阴浮者，为欲愈。

291. 少阴病，欲解时，从子至寅上。

292. 少阴病，吐利，手足不逆冷，反发热者，不死。脉不至者，灸少阴七壮。

293. 少阴病八九日，一身手足尽热者，以热在膀胱，必便血也。

294. 少阴病，但厥无汗，而强发之，必动其血。未知从何道出，或从口鼻，或从目出者，是名下厥上竭，为难治。

295. 少阴病，恶寒，身蜷而利，手足逆冷者，不治。

296. 少阴病，吐，利，躁，烦，四逆者，死。

297. 少阴病，下利止而头眩，时时自冒者，死。

298. 少阴病，四逆，恶寒而身蜷，脉不至，不烦而躁者，死。

299. 少阴病，六七日，息高者，死。

300. 少阴病，脉微细沉，但欲卧，汗出不烦，自欲吐。至五六日，自利，复烦躁不得卧寐者，死。

301. 少阴病，始得之，反发热脉沉者，麻黄细辛附子汤主之。

302. 少阴病，得之二三日，麻黄附子甘草汤微发汗。以二三日无证，故微发汗也。

303. 少阴病，得之二三日以上，心中烦，不得卧，黄连阿胶汤主之。

304. 少阴病，得之一二日，口中和，其背恶寒者，当灸之，附子汤主之。

305. 少阴病，身体痛，手足寒，骨节痛，脉沉者，附子汤主之。

306. 少阴病，下利，便脓血者，桃花汤主之。

307. 少阴病，二三日至四五日，腹痛，小便不利，下利不止，便脓血者，桃花汤主之。

308. 少阴病，下利，便脓血者，可刺。

309. 少阴病，吐利，手足逆冷，烦躁欲死者，吴茱萸汤主之。

310. 少阴病，下利，咽痛，胸满，心烦，猪肤汤主之。

311.少阴病二三日，咽痛者，可与甘草汤；不差者，与桔梗汤。

312.少阴病，咽中伤，生疮，不能语言，声不出者，苦酒汤主之。

313.少阴病，咽中痛，半夏散及汤主之。

314.少阴病，下利，白通汤主之。

315.少阴病，下利，脉微者，与白通汤。利不止，厥逆无脉，干呕烦者，白通加猪胆汁汤主之。服汤，脉暴出者死，微续者生。

316.少阴病，二三日不已，至四五日，腹痛，小便不利，四肢沉重疼痛，自下利者，此为有水气。其人或咳，或小便利，或下利，或呕者，真武汤主之。

317.少阴病，下利清谷，里寒外热，手足厥逆，脉微欲绝，身反不恶寒，其人面色赤，或腹痛，或干呕，或咽痛，或利止脉不出者，通脉四逆汤主之。

318.少阴病，四逆，其人或咳，或悸，或小便不利，或腹中痛，或泄利下重者，四逆散主之。

319.少阴病，下利六七日，咳而呕渴，心烦不得眠者，猪苓汤主之。

320.少阴病，得之二三日，口燥咽干者，急下之，宜大承气汤。

321.少阴病，自利清水，色纯青，心下必痛，口干燥者，急下之，宜大承气汤。

322.少阴病，六七日，腹胀不大便者，急下之，宜大承气汤。

323.少阴病，脉沉者，急温之，宜四逆汤。

324.少阴病，饮食入口则吐，心中温温欲吐，复不能吐，始得之，手足寒，脉弦迟者，此胸中实，不可下也，当吐之；若膈上有寒饮，干呕者，不可吐也，当温之，宜四逆汤。

325. 少阴病，下利，脉微涩，呕而汗出，必数更衣，反少者，当温其上，灸之。

辨厥阴病脉证并治

326. 厥阴之为病，消渴，气上撞心，心中疼热，饥而不欲食，食则吐蛔。下之，利不止。

327. 厥阴中风，脉微浮为欲愈，不浮为未愈。

328. 厥阴病，欲解时，从丑至卯上。

329. 厥阴病，渴欲饮水者，少少与之愈。

330. 诸四逆厥者，不可下之，虚家亦然。

331. 伤寒，先厥后发热而利者，必自止，见厥复利。

332. 伤寒，始发热六日，厥反九日而利。凡厥利者，当不能食，今反能食者，恐为除中。食以索饼，不发热者，知胃气尚在，必愈。恐暴热来出而复去也，后三日脉之，其热续在者，期之旦日夜半愈。所以然者，本发热六日，厥反九日，复发热三日，并前六日，亦为九日，与厥相应。故期之旦日夜半愈。后三日脉之而脉数，其热不罢者，此为热气有余，必发痈脓也。

333. 伤寒，脉迟六七日，而反与黄芩汤彻其热。脉迟为寒，今与黄芩汤，复除其热，腹中应冷，当不能食，今反能食，此名除中，必死。

334. 伤寒，先厥后发热，下利必自止，而反汗出，咽中痛者，其喉为痹。发热无汗，下利必自止，若不止，必便脓血，便脓血者，其喉不痹。

335. 伤寒一二日至四五日，厥者必发热，前热者后必厥，厥深者热亦深，厥微者热亦微。厥应下之，而反发汗者，必口伤烂赤。

336. 伤寒病，厥五日，热亦五日。设六日，当复厥，不厥者自愈。厥终不过五日，以热五日，故知自愈。

337. 凡厥者，阴阳气不相顺接，便为厥。厥者，手足逆冷者是也。

338. 伤寒，脉微而厥，至七八日肤冷，其人躁无暂安时者，此为藏厥，非蚘厥也。蚘厥者，其人当吐蚘。今病者静而复时烦者，此为藏寒。蚘上入其膈，故烦，须臾复止，得食而呕又烦者，蚘闻食臭出，其人常自吐蚘。蚘厥者，乌梅丸主之，又主久利。

339. 伤寒，热少微厥，指头寒，嘿嘿不欲食，烦躁。数日，小便利，色白者，此热除也。欲得食，其病为愈；若厥而呕，胸胁烦满者，其后必便血。

340. 病者手足厥冷，言我不结胸，小腹满，按之痛者，此冷结在膀胱关元也。

341. 伤寒，发热四日，厥反三日，复热四日，厥少热多者，其病当愈；四日至七日，热不除者，必便脓血。

342. 伤寒，厥四日，热反三日，复厥五日，其病为进。寒多热少，阳气退，故为进也。

343. 伤寒，六七日，脉微，手足厥冷，烦躁，灸厥阴，厥不还者，死。

344. 伤寒发热，下利厥逆，躁不得卧者，死。

345. 伤寒发热，下利至甚，厥不止者，死。

346. 伤寒六七日不利，便发热而利，其人汗出不止者，死，有阴无阳故也。

347. 伤寒五六日，不结胸，腹濡，脉虚，复厥者，不可下。此亡血，下之，死。

348. 发热而厥，七日下利者，为难治。

349. 伤寒，脉促，手足厥逆，可灸之。

350. 伤寒，脉滑而厥者，里有热，白虎汤主之。

351. 手足厥寒，脉细欲绝者，当归四逆汤主之。

352. 若其人内有久寒者，宜当归四逆加吴茱萸生姜汤。

353. 大汗出，热不去，内拘急，四肢疼，又下利，厥逆而恶寒者，四逆汤主之。

354. 大汗，若大下利而厥冷者，四逆汤主之。

355. 病人手足厥冷，脉乍紧者，邪结在胸中；心下满而烦，饥不能食者，病在胸中，当须吐之，宜瓜蒂散。

356. 伤寒，厥而心下悸，宜先治水，当服茯苓甘草汤，却治其厥。不尔，水渍入胃，必作利也。

357. 伤寒六七日，大下后，寸脉沉而迟，手足厥逆，下部脉不至，喉咽不利，唾脓血，泄利不止者，为难治，麻黄升麻汤主之。

358. 伤寒四五日，腹中痛，若转气下趣少腹者，此欲自利也。

359. 伤寒，本自寒下，医复吐下之，寒格，更逆吐下，若食入口即吐，干姜黄连黄芩人参汤主之。

360. 下利，有微热而渴，脉弱者，今自愈。

361. 下利，脉数，有微热，汗出，今自愈；设复紧，为未解。

362. 下利，手足厥冷，无脉者，灸之。不温，若脉不还，反微喘者，死；少阴负趺阳者，为顺也。

363. 下利，寸脉反浮数，尺中自涩者，必清脓血。

364. 下利清谷，不可攻表，汗出必胀满。

365. 下利，脉沉弦者，下重也；脉大者，为未止；脉微弱数者，为欲自止，虽发热，不死。

366. 下利，脉沉而迟，其人面少赤，身有微热，下利清谷者，必郁冒汗出而解，病人必微厥。所以然者，其面戴阳，下虚故也。

367. 下利，脉数而渴者，今自愈。设不差，必清脓血，以有热故也。

368. 下利后，脉绝，手足厥冷，晬时脉还，手足温者生，脉不还者死。

369. 伤寒，下利，日十余行，脉反实者，死。

370. 下利清谷，里寒外热，汗出而厥者，通脉四逆汤主之。

371. 热利，下重者，白头翁汤主之。

372. 下利，腹胀满，身体疼痛者，先温其里，乃攻其表。温里，宜四逆汤；攻表，宜桂枝汤。

373. 下利，欲饮水者，以有热故也，白头翁汤主之。

374. 下利，谵语者，有燥屎也，宜小承气汤。

375. 下利后，更烦，按之心下濡者，为虚烦也，宜栀子豉汤。

376. 呕家，有痈脓者，不可治呕，脓尽自愈。

377. 呕而脉弱，小便复利，身有微热，见厥者难治，四逆汤主之。

378. 干呕，吐涎沫，头痛者，吴茱萸汤主之。

379. 呕而发热者，小柴胡汤主之。

380. 伤寒，大吐大下之，极虚，复极汗者，其人外气怫郁，复与之水，以发其汗，因得哕。所以然者，胃中寒冷故也。

381. 伤寒，哕而腹满，视其前后，知何部不利，利之则愈。

辨霍乱病脉证并治

382. 问曰：病有霍乱者何？答曰：呕吐而利，此名霍乱。

383. 问曰：病发热，头痛，身疼，恶寒，吐利者，此属何病？答曰：此名霍乱。霍乱自吐下，又利止，复更发热也。

384. 伤寒，其脉微涩者，本是霍乱，今是伤寒，却四五日，至阴经上，转入阴必利，本呕下利者，不可治也。欲似大便，而反失气，仍不利者，此属阳明也，便必硬，十三日愈。所以然者，经尽故也。下利后，当便硬，硬则能食者愈。今反不能食，到后经中，颇能食，复过一经能食，过之一日当愈。不愈者，不属阳明也。

385. 恶寒，脉微而复利，利止，亡血也，四逆加人参汤主之。

386. 霍乱，头痛，发热，身疼痛，热多欲饮水者，五苓散主之；寒多不用水者，理中丸主之。

387. 吐利止而身痛不休者，当消息和解其外，宜桂枝汤小和之。

388. 吐利，汗出，发热，恶寒，四肢拘急，手足厥冷者，四逆汤主之。

389. 既吐且利，小便复利而大汗出，下利清谷，内寒外热，脉微欲绝者，四逆汤主之。

390. 吐已，下断，汗出而厥，四肢拘急不解，脉微欲绝者，通脉四逆加猪胆汁汤主之。

391. 吐利，发汗，脉平，小烦者，以新虚不胜谷气故也。

辨阴阳易差后劳复病脉证并治

392. 伤寒，阴阳易之为病，其人身体重，少气，少腹里急，或引阴中拘挛，热上冲胸，头重不欲举，眼中生花，膝胫拘急者，烧裈散主之。

393. 大病差后，劳复者，枳实栀子豉汤主之。

394. 伤寒差以后，更发热，小柴胡汤主之。脉浮者，以汗解之；脉沉实者，以下解之。

395. 大病差后，从腰以下有水气者，牡蛎泽泻散主之。

396. 大病差后，喜唾，久不了了，胸上有寒，当以丸药温之，宜理中丸。

397. 伤寒解后，虚羸少气，气逆欲吐，竹叶石膏汤主之。

398. 病人脉已解，而日暮微烦，以病新差，人强与谷，脾胃气尚弱，不能消谷，故令微烦。损谷则愈。